月子期保健知识

主　编

马庭元　林明理

编著者

马庭元　朱树香　林明理

周韫珍　原本旭　熊永芳

金盾出版社

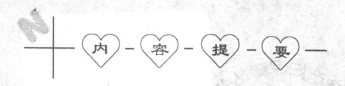

内-容-提-要

　　本书由同济医学院妇产科专家编著。书中详细介绍了如何科学地坐好月子的保健知识,包括月子期的饮食营养、康复保健、剖宫产术后护理、乳房护理、月子期常见病症处理、产后避孕,以及新生儿哺乳和护理等。本书内容丰富,通俗易懂,科学实用,是广大产妇科学坐月子的指南,也是妇幼保健人员、助产士和月嫂的良好参考书。

图书在版编目(CIP)数据

　　月子期保健知识/马庭元,林明理主编.—北京:金盾出版社,2006.6

　　(孕产妇保健丛书)

　　ISBN 978-7-5082-4017-6

　　Ⅰ.月… Ⅱ.①马…②林… Ⅲ.产褥期-妇幼保健-基本知识 Ⅳ.R714.6

　　中国版本图书馆 CIP 数据核字(2006)第 025550 号

金盾出版社出版、总发行

北京太平路 5 号(地铁万寿路站往南)

邮政编码:100036　电话:68214039　83219215

传真:68276683　网址:www.jdcbs.cn

封面印刷:北京百花彩印有限公司

正文印刷:北京四环科技印刷厂

装订:东杨庄装订厂

各地新华书店经销

开本:850×1168 1/32　印张:4.25　字数:107 千字

2008 年 8 月第 1 版第 3 次印刷

印数:19001—27000 册　定价:9.00 元

前　言

　　孕育繁衍下一代是人类社会赖以持续发展的根本。在这一过程中,妇女承受着沉重的生理负担和很大的风险。产后的月子期则是产妇在身体的结构与生理上进行调整,逐步恢复到怀孕以前状态的时期。同时,还要担负起哺育一个脆弱的新生命的神圣义务。若保健与调理不当,易致身心交瘁,甚至可能留下后遗症,如妇科的慢性炎症、子宫脱垂等。我国民间历来重视产妇月子期的调理,认为这关系到产妇今后长期的健康。但在旧习俗的影响下,有一些不科学的做法,不利于产妇的康复和新生儿的成长。为了传播符合国情民情的科学的月子期保健知识,为产妇与下一代的健康,我们参阅大量的文献资料,并结合数十年的临床经验,精心编写了《月子期保健知识》一书。

　　本书较全面地介绍了月子期母婴保健有关知识。内容包括:月子期产妇的营养调理,顺产妇生殖器官的恢复与保健,剖宫产术后产妇的保健,乳房的护理保健,科学哺育新生儿,新生儿护理,母婴同室好处多,月子期常见病症及处理,特殊产妇月子期保健,产后性生活及避孕等。其内容丰富,融科学性、实用性和可读性于一体,是广大产妇科学坐月子使身体早日康复和哺育新生儿健康成长的必读书,也可供基层妇幼保健人员、助产士参考。

　　由于我国社会、经济等发展迅速,群众生活水平不断提高,生活方式也在变化,月子期保健的需求也不断更新,所以编写本书深感研究不足,错讹疏漏在所难免,敬请广大读者批评指正。

马庭元　林明理

2006 年 3 月

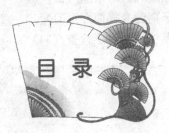

一、如何坐月子

（一）月子期概述

"月子期"的医学名称是"产褥期"。这一时期指产妇自分娩结束到全身各系统（除乳房外），尤其是生殖系统，因妊娠所引起的变化将逐渐恢复到妊娠前状况的过程。在这段时间里，产妇的身体要从孕产状态逐渐恢复到常态。由于妊娠期生理功能的变化及分娩时体力的消耗，产褥期一般需要6～8周的时间。

如果排除传统"坐月子"与现代产褥期保健某些观念上的差异，产褥期与坐月子实际上是一回事，只是说法不同而已。

1. 月子期产妇的身体变化

（1）生殖器官变化

①子宫：分娩结束时，子宫底在脐下1～2横指处，以后由于肥大的肌纤维缩小，水肿及充血现象消失，子宫会逐渐缩小。宫底每日下降约1.5厘米，产后4～5天达脐-耻骨中点，10～14天降入盆腔，在腹部已不易触及，6～8周后恢复到未孕时的大小（图1）。子宫复旧的速度与产妇的身体及精神状况、胎产次、产程的长短及分娩情况、是否授乳、子宫有无感染

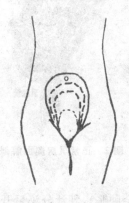

图1　子宫复旧示意图

1

及有无胎盘组织残留等有关。

②子宫内膜:分娩结束后,子宫内膜变性脱落,随恶露自阴道排出。子宫内膜自基底层再生,胎盘附着处的创面亦逐渐修复,直至产后6～8周痊愈。

③恶露:产后由阴道排出血液、坏死蜕膜、上皮及黏液等,统称"恶露"。最初3～4天内含血较多,色红,称"血性恶露";以后血渐减少,呈褐色,为"浆液性恶露";到10天左右,因含大量白细胞及黏液而呈黄白色,称"白色恶露",可持续数周。正常恶露有血腥味,但不臭。如有臭味,应考虑有感染。如血性恶露持续2周以上,应考虑子宫复旧不全或子宫内有胎盘组织或胎膜残留。

④宫颈与阴道:胎盘刚娩出时,宫颈与阴道极度松弛,随后宫口迅速复旧缩小。产后1周左右,宫颈恢复原形,内口缩小。产后3周,宫颈外口仅能容纳指尖。阴道亦缩窄,张力渐恢复,但不能完全达到孕前状况。黏膜皱襞约在产后3周开始出现。

⑤卵巢:产后6周内多无排卵,6周后约半数的产妇排卵,18周后80%以上的产妇排卵。月经多在产后6周以后恢复,哺乳可使月经恢复延迟。

(2)乳房变化:妊娠晚期,即可由乳房挤出少量黄色清水样乳汁,1～2天后即开始分泌乳汁(图2)。以后在垂体前叶生乳素的作用下,乳腺充血肿胀,产妇可感觉乳房胀痛,局部灼热(腋下或腋前有付乳腺者,

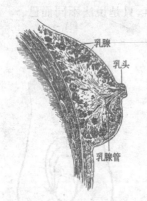

图2 正常乳房侧面解剖

局部会肿胀),乳汁分泌量开始较少,以后逐渐增多。乳汁畅流后,局部胀痛即可消失。

哺乳可在产后半小时开始,让新生儿一出生就吸吮妈妈的乳头,两侧乳房轮换吸吮,一次不得少于半小时。频繁有效的吸吮可促进乳腺分泌,并有助于子宫复旧。

(3)全身其他变化

①体温:大多数产妇产后体温正常。如产程延长、过度疲劳者,可出现低热,但多不超过 38℃,大都在 24 小时后恢复正常。产后 3～4 天,由于乳房胀痛亦可引起低热,乳汁分泌畅通后即恢复正常。如体温持续 24 小时以上不下降者,应做全面检查,寻找发热原因。

②脉搏:产后脉搏多较慢,每分钟 60～70 次,可能与胎盘循环停止及卧床休息有关。如脉搏过速,应检查心脏,并注意是否因失血过多引起。

③血压:一般都正常。

④血常规:孕妇血液稀释,在产后 2 周内恢复正常。分娩时白细胞增高,在产后 24 小时内可达 15×10^9/升左右,如产程长,可达 30×10^9/升,多在 1 周内恢复正常。否则应寻找原因。血沉在产褥初期仍较高,产后 6～12 周恢复正常。

⑤大小便:孕时体内增加的水分产后要排出,尤其在 1 周内的前几日,排出量最多。产后尿量增加,可达 3 000 毫升/日,并可出现微量蛋白,多在产后 1～2 天内消失。第 1 周内偶可出现糖尿,系乳腺分泌的部分乳糖被吸收排出所致。产后可出现排便困难。因腹壁与盆底肌肉松弛,以及肠蠕动减弱,易便秘;膀胱可因产时受压而感觉迟钝,或因膀胱三角区仍有水肿、充血,或因会阴伤口疼痛,反射性地引起尿道括约肌痉挛,致排尿困难,严重者可有尿潴留。尿潴留将影响子宫复旧并易引起尿路感染,应及时处理。

2. 月子期产妇的心理变化 胎儿娩出后,产妇又进入一个新的身心转变时期。在心理上,对做母亲的期望转为现实;生男生女也见了分晓,或喜或悲皆由此而起;母亲行为的实践也从预期转为现实。所以,有人说产褥期也是产妇的心理转变时期。生理及心理的双重转变,使产妇对各种生理、心理、社会因素的易感性提高。她们会面临许多新的问题,新的困惑。

怀孕对于女性来说,孕育的不仅仅是一个生命,还是一种希望,每一个做妈妈的都有过这样一种感受。而当分娩这一刻来临的时候,产妇的情绪和身体都会出现一系列复杂的变化,这些变化使她们不知所措。于是,她们可能做出一些不科学、不理智的选择(比如无指征的剖宫产等)。这样分娩本身留给她们的可能就是身心的伤害或终身无法摆脱的阴影,甚至会引起种种疾病。当然这一切,可以从医疗服务上对现行的产科服务模式进行改革,通过提供全程陪伴分娩、全面身心支持、分娩镇痛等来保护、促进和支持自然分娩,给茫然无助的产妇一份科学的、人性化的支持,消除某些分娩的负面影响。同时利用"坐月子"的时间对身心进行全面的修复与调整,让做妈妈的感觉更美好更幸福。可以说,产后康复得好不好,将关系终身。

3. 重视月子期保健 产后各器官逐渐恢复或接近正常生理状态,需要许多客观条件来保证,如休息、营养、必要的医疗保健、良好的卫生条件。如果产后保健不好,则容易发生疾病,严重影响母婴的健康。产褥期虽然比妊娠期短得多,但它的重要性却不亚于妊娠期。

(二)走出传统坐月子的误区

误区一 坐月子要在床上躺一个月。我国民间流行这样一种做法,就是女人生孩子后一个月不能出房门,必须在房间里"捂"整整一个月,少一天也不行。到了孩子过"满月"那一天,才能出来见人。这就叫"坐月子"。

传统的"坐月子"是有很多讲究的。比如不能着凉水,不能刷牙,不能洗澡,不能开窗,不吃蔬菜与水果,甚至不让下床。不管多热的天气,也得穿上长衣长裤,头上还必须戴上帽子或围上头巾,说是怕"受风",也叫"捂月子"。其实这都是不科学的,是一个误区。这对于刚生完孩子的产妇来说不但无益而且有害。

"捂月子"是一个极不科学的做法。这样做使汗液不能蒸发,影响体内散热。尤其炎热的夏天,严重时成为病态,造成产后中暑。如果不及时采取措施改变"捂"的状况是很危险的。即使是冬天,也不能"捂",屋子里要通风,保持空气新鲜。休养的房间不一定要大,但要安静、清洁、通风良好。有空调的房间要合理调节室温,避免夏天中暑,冬天着凉,每天至少保证开窗通风 1 小时左右,交换新鲜空气。新鲜空气有助于消除疲劳、恢复健康。

误区二 月子里刷牙会牙痛。有人说"产妇刷牙,以后牙齿会酸痛、松动,甚至脱落……"其实,这种说法是没有科学根据的。产妇分娩时,体力消耗很大,犹如生了一场病,体质下降,抵抗力降低,口腔内的条件致病菌容易侵入机体而致病。为了产妇的康复,多在产后坐月子期间,给予富含维生素、高糖、高蛋白的营养食物,尤其是各种糕点和滋补品,都是含糖量很高的食品。如果吃后不刷牙,这些食物残渣长时间停留在牙缝间和牙齿的点、隙、沟凹内,发酵、产酸后,促使牙釉质脱矿(脱磷、脱钙),牙质软化,口腔内的条件致病菌乘虚而入,导致牙龈炎、牙周炎和多发性龋齿的发生。因此,产妇在月子里不刷牙是不对的。

"坐月子"的产妇,口腔卫生尤为重要,不但要刷牙而且要坚持早、晚刷牙,饭后漱口以保护牙齿。

误区三 产后洗澡会"着风"。传统观念认为产后不得洗澡,说是会"着风",这也是不科学的。产妇产后汗多,乳房淌奶,下身又有恶露不断流出,全身发黏,需要比平时更讲究卫生。一般来说,正常分娩的产妇产后 24 小时即可开始洗澡。事实上,欧美各国的产妇都是这样做的,并无不良反应。我们可能也听说过,外国人生孩子后可谓百无禁忌。她们认为,生孩子就像树上的果子熟了就会自然地掉下来一样,也就是我们所说的"瓜熟蒂落",是一件很自然的事。

(三)居室及衣着整洁卫生

分娩时体力消耗比较大。在产褥期,尤其是在最初的2周内,体内各器官变化比较大,子宫内又有较大的创面,容易感染疾病。因此,产褥期特别需要注意清洁卫生,加强产褥期护理,使身体尽快恢复。

1. 要有良好的休息环境 室内的温度以18℃～20℃为宜,空气新鲜,通风良好。即使在冬季也要有一定时间开窗通风,保持空气新鲜,但要注意避免直接吹风(穿堂风)。居室内要清洁舒适。不要在房间内吸烟,尽量减少亲友探望,特别是有慢性病或感冒的亲友最好不要探视产妇及新生儿,以免引起交叉感染。

2. 产后衣着适当 产妇衣着以轻软、透气的棉质衣料为佳,保持清洁、舒适,随气温高低随时增减,冷暖适宜,不能与正常生活相差太远。夏季注意防暑,冬季注意保暖。

3. 产后一定要注意卫生 应该像平时一样刷牙、洗脸、洗脚、梳头,饭前便后洗手,喂奶前洗手。出汗多还要勤洗澡、勤换衣服。产后阴道有恶露排出,要注意保持外阴部清洁,每日用温开水洗外阴,勤换内裤与卫生垫。大小便后避开伤口,用卫生纸由前向后擦净,注意不要反方向,以免肛门周围细菌污染生殖道造成感染。另外,产妇产褥期洗澡、刷牙要方法得当。

(1)产后妇女怎样洗澡:产后的妇女是很容易出汗的,特别是睡觉时和醒来时,往往会大汗淋漓,内衣浸透。由于汗腺分泌过多,极易污染皮肤,加之产后抵抗力较弱,皮肤上沾染的细菌很容易繁殖生长,侵入肌肤引起皮肤炎症。因此,产妇应经常洗澡或擦澡,保持皮肤清洁卫生。产妇洗澡应注意以下几个问题:第一,洗澡应采用淋浴。产后因宫颈口是开放的,一个月内不可用池浴或盆浴,以免脏水进入宫腔引起上行感染。第二,洗澡时间不可过久,水温不可过高,以免虚脱,每次淋浴时间 10～15 分钟,浴水温度以 38℃～40℃为宜,浴室的室温应不低于 20 度。一般来讲,产后 24 小时就可以淋浴,也可在产后 1～5 天内开始。洗浴次数可按季节安排,一般是每周至少 2～3 次。第三,会阴裂伤或切口未愈合时,不宜淋浴,可用温水擦浴代之。

传统习惯认为,产妇不能洗澡,而且不区分天热或天冷都要穿得厚厚实实,头上要戴帽子,因此有不少产妇在产褥期间全身都长满了脓疱疮疖。她们不知道淋浴不但不影响产妇的健康和恢复,而且会迅速解除妇女分娩过程中的疲劳,使产妇顿觉精神舒畅,促使其早日恢复。

(2)产后妇女怎样刷牙:我们已经知道,我国民间流传着产妇在月子里不能刷牙的说法是没有科学依据的。一个人在任何时候都应注意口腔保健。据科研人员测定,在人体的各个器官中,要以口腔里的细菌最多。细菌种类就多达 250～300 种,正常人每毫升唾液中含菌达 60 亿个以上,每克龈沟标本含菌 2 000 亿个,就一般人的漱口水中,每毫升含菌也在 50 万个左右。常见的细菌有乳酸杆菌、链球菌、葡萄球菌等。

妇女怀孕之后,由于内分泌系统的变化,可使正常牙龈组织肿胀、出血,医学上称妊娠期牙龈炎。这种炎症要到分娩后一段时间才能消退。产妇在坐月子时往往吃大量食物,尤其是甜食比平时吃得多,一日三餐之间还要加餐。这样,就使食物夹在牙缝里和停留在口腔中的机会增多了,产生的细菌也随之增多了。可见,产妇不仅要刷牙,而且要实行"三三三"制,即每天刷 3 遍牙;饭后 3 分钟刷牙;每次刷牙 3 分钟。但要注意,产妇刷牙一定要用温水,避免冷水刺激。

（四）休息与活动要适当

1. 产后什么时候下地活动 刚分娩后，产妇因分娩时身心消耗而疲惫思睡，故产后 24 小时内应卧床休息。但可起床洗漱和大小便。起床时要先坐起片刻，不觉头昏才可下床。如果素来身体强健，疲劳已经消除，产后 24 小时就可起床。至于起床以后的活动量应当慢慢增加。起床的第一天，早晚各在床边坐半小时，第二天可以在房里走走，以后再逐渐增加活动范围与时间。产后半个月可做些轻便的家务，但要避免过早地干重活。现代医学观念提倡产后早期活动。早期活动可促进恶露排出，有利于子宫复原和大小便畅通，并可防止盆腔或下腔静脉血栓形成，减少产褥期发病率。长期卧床可因子宫体积较大而易发生子宫后倾位。

2. 月子期的康复体操 产后可做健身体操，包括抬腿运动、仰卧起坐运动以增强腹直肌张力，缩肛运动以锻炼盆底肌肉。产褥期间，盆底组织松弛尚未完全恢复，应避免从事重体力劳动，避免发生子宫脱垂。

产褥期的康复体操，可以补充产褥早期起床活动少的不足，并能促进腹壁及盆底肌肉张力的恢复，还可防止产后尿失禁、膀胱及直肠膨出、子宫脱垂等。在做任何动作之前所取的姿势均相同，即身体平卧，头平直，胸部挺起。运动开始时先深吸一口气，在运动时呼吸暂停，然后慢慢呼气。每天做 5～10 次，于分娩第二天即可开始，以后逐渐增加运动次数及运动量。下面介绍产褥期康复体操的几个简单动作：

（1）呼吸运动：仰卧位，两手轻轻放在胸部，深吸气使腹壁下陷内脏牵引向上，然后呼气，重复做 10 次，每天做 2 遍。于产后第 2 天开始做至第 4 周末（图 3）。目的是使内脏得到运动。

（2）举腿运动：仰卧位，两臂伸直平放于体侧，左右腿轮流举高

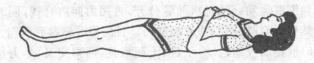

图3 呼吸运动

与身体成一直角,左右腿各做5次,每天做2遍。产后第10天开始做至第4周末(图4)。目的是加强腹直肌和大腿肌肉力量。

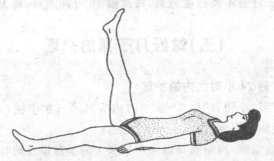

图4 举腿运动

(3)挺腹运动:仰卧位,双膝屈曲,双足平放在床上,抬高臀部,使身体重量由肩及双足支撑并停留1分钟,重复做5次,每天3遍(图5)。目的是加强腰臀部肌肉力量。

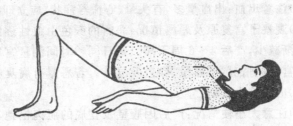

图5 挺腹运动

(4)缩肛运动:仰卧位,两膝分开,再用力向内合拢,同时收缩肛门,然后再双膝分开,并放松肛门。目的是锻炼盆底肌肉。

(5)肛提肌收缩运动:平卧,大腿靠拢,两脚交叉,尽力抬起臀部,然后放松,连续 10～20 次,以后逐渐增加。如果坚持锻炼,有助于骨盆肌肉托力的恢复。

另外,还有仰卧起坐、胸膝运动等。

产褥康复体操简单易行,产妇可根据自己的能力决定运动时间、次数。注意不要过度劳累,每次做 15 分钟为宜,每天 1～2 次。

(五)做好月子期的护理

1. 产后 24 小时之内的护理

(1)产后小便:产后 2～3 小时内应解第一次小便。因为胀满的膀胱会影响宫缩,而发生产后出血。

(2)宫缩痛:宫缩痛是因为产妇胀大的子宫慢慢地收缩而形成的,是产后的一种生理现象,一般 3～5 天可自行消失,不需特殊处理。

(3)观察子宫高度:产后当天子宫的位置在脐下正中或与脐同高。以后每天约下降一横指,2 周后就下降至盆腔,恢复正常大约需要 6 周。

(4)注意出血:出血量多,有头晕、心慌等症状,应立即找医生。

(5)观察子宫复原及恶露情况:恶露的颜色由血性逐渐变浅,量也逐渐减少,产后 4～6 周干净。每日同一时间测量宫底高度,观察子宫复原情况,恶露量、颜色及气味。若恶露有腐臭味,宫底有压痛,应予抗生素治疗。

(6)注意大小便情况:产后因腹壁及盆底的肌肉松弛,外阴部肿痛,腹部压力改变,容易导致排尿困难。产后多喝水,争取在 6 小时内排尿,超过 6 小时就要协助排尿,如听流水声,下地小便,针灸排尿,或肌内注射新斯的明0.5毫克。产后卧床时间多,活动少,消化功能减弱,肠蠕动减弱易造成大便秘结。多喝水,多吃蔬菜、水果等预防便秘。大便秘结可用开塞露通便,有痔疮便后需热敷局部,涂鞣酸软膏或痔疮膏。

(7)会阴护理:每日可用1∶5000高锰酸钾溶液冲洗会阴部,平时应尽量保持会阴部清洁和干燥。会阴部有缝线者,每日检查伤口有无感染,于产后3～5天拆线;若伤口感染,则提前拆线引流或扩创处理。

(8)剖宫产后腹部伤口护理:剖宫产分娩的产妇,要特别注意腹部伤口愈合及护理。腹部伤口分为两种,直切口与横切口。切口缝合分不拆线与拆线两种。若需拆线,则于术后6天拆线。如为肥胖病人或糖尿病、贫血及其他影响伤口愈合的疾病要延迟拆线。每天要观察体温。若体温高,而且伤口痛,要及时检查伤口,确认有无感染,以便及时处理。

2. 乳房护理

(1)哺乳前柔和地按摩乳房,有利于刺激泌乳反射。

(2)切忌用肥皂或酒精之类物品,以免引起局部皮肤干燥、皲裂。如需要,只许用含有清洁水的小毛巾清洁乳头和乳晕。

(3)哺乳中应注意婴儿是否将大部分乳晕都吸吮住,如婴儿吸吮姿势不正确或母亲感到乳头疼痛,应重新吸吮,予以纠正。

(4)哺乳结束时,不要强行用力拉出乳头,因在口腔负压情况下拉出乳头,会引起局部疼痛或皮损。应让婴儿自己张口,乳头自然地从口中脱出。

(5)每次哺乳,应两侧乳房交替进行,并挤空剩余乳汁。这样可促使乳汁分泌增多,预防乳腺管阻塞及两侧乳房大小不等。

(6)手工挤奶和使用奶泵均要操作得当,避免因手法与吸力不当引起乳房疼痛和损伤。

(7)哺乳期间乳母应戴上合适的棉制胸罩,以起支托乳房和改善乳房血液循环的作用。

3. 禁止性生活　产褥期不能同房,尤其当恶露未净时,容易造成外阴及生殖道感染。

4. 产后检查　月子期是产妇身体复原的时期。为了判断其恢复情况,必须做妇科检查。产后检查一般是在产后 42～56 天进行。产后检查的项目如下:

(1)产褥期体重是否过度增加,如体重增加过快,就应该坚持体操锻炼,吃含蛋白质和维生素丰富的食物,减少糖类(包括主食)的摄入量。

(2)血压是否恢复正常。无论妊娠期的血压正常与否,产后检查都应该测量血压,如果血压尚未恢复到正常水平,则应进一步观察和治疗。

(3)子宫复旧及两侧附件情况。

(4)腹部及会阴部伤口愈合情况。

(5)乳房及哺乳情况。

总之,产后 42 天,母婴均应到医院进行检查。母亲做全身及生殖器的检查,了解身体的恢复情况,有并发症时需要积极治疗。婴儿检查主要了解生长、发育情况。

二、月子期产妇营养调理

"月子期"指的就是产褥期(产后 42 天以内)。此时产妇经过分娩消耗了一定的精力和体力需要营养的补充,以加速产妇的体力恢复;同时此时也是哺乳的初期,必须补充营养以促进乳汁的分泌。所以产妇的饮食与孕妇的饮食一样不容忽视,由于分娩也是一种创伤,营养对产妇的意义更为重大。

(一)月子期的营养特点

1. 补充高能量的饮食 孕妇在分娩过程中消耗大量的能量,必须由产褥期的膳食加以补充;产褥期妇女各组织器官的修复和乳汁的分泌也需要能量,故产妇的能量需要增加。我国推荐产妇每日热能的摄入应在原基础上增加 2092~3347 千焦(500~800 千卡),即一个妇女在未孕时其每日应摄入热能 9623 千焦(2300 千卡),此时则应摄入 11715~12970 千焦(2800~3100 千卡)。

2. 需要高蛋白质饮食 蛋白质是修补组织的最佳营养素,又是合成乳汁的重要营养成分。孕妇在分娩过程中的疲劳和创伤急需消除和恢复,故必须摄入大量的蛋白质。每日摄入的蛋白质应为90~100 克,其中优质蛋白应占 50%。优质蛋白质主要来自动物性食物(如肉、鱼、蛋、奶等)和大豆类食物(如豆腐、千张、干子等)。

3. 需要丰富的维生素和无机盐饮食 产褥期机体代谢旺盛,需要大量的维生素和无机盐。此时的需要不仅为了母体本身亦为新生儿的成长。例如,维生素 A 每日需 1200 微克视黄醇当量,比平时增加 400 微克视黄醇当量,维生素 B_1 和 B_2 都要比未孕时增加 0.5 毫克,维生素 C 的摄入量每日应增加 30 毫克,达到 130 毫克。在无机盐方面,最值得注意的是钙、铁、锌。钙是骨骼的主要成分,乳母每日通过乳汁要分泌钙约 300 毫克,所以产妇每日钙的摄入量要比未孕时增加 400 毫克,即 1 200 毫克;由于分娩时出血,产妇可有贫血的趋势,故饮食中应适当补充微量元素铁,产妇每日铁的摄入量应达到 25 毫克;锌对促进新生儿生长发育和智力发育有重要意义,产妇每日锌的摄入量应达到 21.5 毫克。此外,碘、硒的摄入量亦应有相应的增加,产妇每日碘、硒的摄入量分别为 200 微克和 65 微克。

4. 补充水分要充足 产妇在分娩时有大量水分排出,所以产后应补充足量的水分。另外,补充水分还可增加乳汁的分泌量。

(二)月子期饮食安排原则

1. 先吃流质、半流质 产后 1～2 天内应进食易消化的流质或半流质饮食,如水卧鸡蛋、鸡蛋挂面、蒸鸡蛋羹、蛋花汤和甜藕粉等。以后逐渐改为软食或普通饮食。分娩时,若有会阴撕裂伤,给予流质或半流质饮食 5～6 天,以免形成硬便,再度将肛门括约肌撕伤。剖宫产妇女术后待胃肠功能恢复后,应给予流质饮食 1 天,避免进食胀气食物,如牛奶、豆浆、蔗糖等。待产妇情况好转后,改用半流质饮食 1～2 天,再转为普通饮食。

2. 少食多餐 所谓"少食多餐"就是说每次摄入的食物量少些,次数多些。例如,一般人每天进食三餐,而坐月子的人可以每天吃五六餐,这样可以减轻肠胃的负担,有利于营养的吸收,又可以增加全日食物的摄入量。

3. 食物烹调宜清淡 坐月子吃的食物以容易消化为原则,少刺激,少油腻。不能过硬,多用带汤的清淡少盐的菜肴;油炸、油煎的食物少吃或不吃。

4. 平衡膳食 产褥期需要高营养,但也必须遵循平衡膳食的原则,即以主食为主,食物多样化,不可偏食。由于产妇和婴儿需要较多的优质蛋白质,所以可以比平时多吃些动物性食物,如鸡、鸭、鱼、瘦肉、蛋,而且可以多吃些动物肝、肾和血,因为这些食物富含维生素 A、B_2 和铁,而这些营养素正是产妇所需要的。此外,每日不可缺少新鲜蔬菜,因蔬菜中尤其是绿叶蔬菜和红、黄色蔬菜富含 β-胡萝卜素、维生素 B_2、维生素 C 和钙、铁等无机盐,蔬菜中的钙、铁虽然吸收利用率较差,但亦不无小补,更值得注意的是蔬菜中富含膳食纤维,可防止产妇便秘。不要忌讳吃水果,水果中有各种维生素和无机盐,还有果胶和有机酸,对促进肠蠕动,防止便秘都是有好处的。每天要喝一定量的牛奶,牛奶含钙丰富,且吸收利用率高,对产妇补钙非常有利,同时奶中还含有优质蛋白质,对产妇也是很需要的。每日主食量可提高到 400～500 克。主食是最好的热能来源,产妇需要高热能,不可忽视主食的摄入,可以将全日的量分 4～5 次摄入,这样就不显得量大,例如,三餐之外加 2～3 次点心。

5. 烹调用植物油 产妇每日不宜摄入过多的脂肪,由脂肪供给的热能以不超过 1 日总热能的 30% 为宜。荤油多为猪油、奶油等来自动物的油脂。这些油脂含饱和脂肪酸多,易导致动脉粥样硬化和使人发胖。炒菜宜用植物油,如豆油、芝麻油、花生油等,含不饱和脂肪酸丰富,同时还含有较丰富的维生素 E,有利于产妇的健康。

(三)月子期的膳食

1. 每日膳食食物的构成

谷类 　　　　　　　　　　400～500 克

蔬菜(一半为有色蔬菜)	400~600 克
牛奶	250~300 毫升
鸡蛋	3~5 个(150~200 克)
瘦肉(鸡、鸭、牛肉、羊肉)	150 克
鱼	100~200 克
动物内脏(肝、肾)	50 克
豆制品(豆腐、千张、干子等)	50~100 克
植物油	25 克

2. 食谱组成举例

【食谱1】

早餐:牛奶麦片粥——牛奶 250 毫升,麦片 100 克,红糖 20
　　　克。

加餐:甜豆浆——豆浆 200 毫升,红糖 15 克。

午餐:蒸鸡蛋羹——鸡蛋 100 克,香油 1 克,精盐、小葱各适
　　　量。

　　　炒猪肝——猪肝 75 克,菠菜 150 克,植物油 10 克,精
　　　盐、调味品各适量。

　　　大米粥——大米 100 克。

加餐:点心——蛋糕 50 克。

　　　水果——橘子 100 克。

晚餐:鸡丝挂面——挂面 100 克,鸡肉 100 克,鸡蛋 50 克,小
　　　白菜 100 克,香油 3 克,植物油 10 克,葱、酱油、味精、精
　　　盐各适量。

加餐:小米粥——小米 100 克,红糖 20 克,红枣 10 枚。

【食谱2】

早餐:甜发糕——面粉 50 克,糖 10 克。

稀粥——大米 50 克。

卤鸡蛋——鸡蛋 100 克。

小菜——泡菜 10 克。

加餐：甜牛奶——牛奶 250 毫升，白糖 10 克。

点心——蛋糕 50 克。

午餐：馄饨——面粉 75 克，猪肉 100 克，紫菜 5 克，虾皮 5 克，蘑菇 10 克，植物油 3 克，葱花、香菜、味精、精盐各适量。

糖拌西红柿——西红柿 150 克，白糖 10 克。

加餐：蒸鸡蛋羹——鸡蛋 50 克，白糖 5 克。

水果——香蕉 100 克。

晚餐：鲫鱼汤——鲫鱼 100 克，姜、葱、精盐各适量。

炒小白菜——小白菜 150 克，植物油 10 克，精盐适量。

米饭——大米 150 克。

加餐：桂圆蛋汤——桂圆 10 克，鸡蛋 50 克。

【食谱3】

早餐：鸡汤面条——挂面 100 克，鸡肉 50 克，黄花菜 10 克，花生仁 25 克，香油 3 克，精盐、调味品各适量。

加餐：糯米粥——糯米 50 克，白糖 10 克。

午餐：西红柿炒鸡蛋——鸡蛋 100 克，西红柿 150 克，植物油 5 克，精盐适量。

豆腐紫菜汤——豆腐 50 克，紫菜 5 克，虾皮 5 克，植物油 5 克，精盐适量。

软饭——大米 100 克。

加餐：甜牛奶——牛奶 250 毫升，白糖 10 克。

点心——蛋糕 50 克。

晚餐：米粉排骨汤——米粉 100 克，排骨 100 克，小白菜 100 克，精盐、调味品各适量。

花卷——面粉 50 克。

炒菜薹——紫菜薹 100 克,植物油 10 克,精盐适量。

加餐:水果——西瓜 500 克。

【食谱 4】

早餐:大米粥——大米 100 克。

卤鸡肝——鸡肝 50 克。

芹菜炒豆腐干——嫩芹菜 50 克,豆腐干 50 克,植物油 5 克,精盐、调味品各适量。

加餐:甜牛奶——牛奶 250 毫升。

小面包——面粉 50 克,白糖 5 克。

午餐:西红柿牛肉面——挂面 100 克,牛肉 100 克,西红柿 100 克,豌豆苗 100 克,芝麻酱 15 克,植物油 10 克,精盐、调味品各适量。

加餐:蒸鸡蛋羹——鸡蛋 50 克,香油 1 克,精盐适量。

水果——苹果 100 克。

晚餐:炒黄鳝丝——黄鳝 75 克,植物油 10 克,姜、葱、精盐、调味品各适量。

菜心肉片汤——菜心 150 克,猪瘦肉 30 克,植物油 5 克,酱油、精盐、糖、调味品各适量。

软饭——大米 150 克。

加餐:冰糖银耳汤——水发银耳 50 克,冰糖 10 克,桂花适量。

水果——草莓 100 克。

3. 烹调范例

【鲫鱼豆腐汤】

材料:鲫鱼 1 条(约 250 克),豆腐 400 克,黄酒 5 毫升,葱花 3 克,姜片 3 克,精盐 2 克,味精 1 克,食油 30 克,水淀粉适量。

制作:①豆腐切 0.5 厘米厚的薄片,用盐沸水烫 5 分钟后沥干待用。②鲫鱼去鳞、鳃、肠杂,抹上黄酒、精盐渍 10 分钟。③锅放炉火上,放入食油烧热,爆香姜片,将鱼两面煎黄,加水适量,用小火煮沸 30 分钟,放入豆腐片,加味精调味后勾薄芡,并撒上葱花即成。

【三丝汤】

材料:猪肉 25 克,笋 25 克,熟鸡肉 15 克,冬菇丝 15 克,熟火腿丝 10 克,白汤 500 毫升,黄酒 15 毫升,精盐 5 克,味精 2 克,熟猪油适量。

制作:①将猪肉、鸡肉、笋切成细丝,切得越细越好。②猪肉丝放入碗中,加入冷水搅散,浸出血水待用。③炒锅洗净,置旺火上,加入白汤,倒入鸡丝和猪肉丝,放入笋丝、冬菇丝,烧至将沸,用漏勺把浮上来的丝捞起,洒上冷水少许,待浮沫升至汤面,即撇净,然后加入黄酒、精盐、味精略沸。④把捞出的肉丝、笋丝、冬菇丝,装在碗中,然后将汤浇在碗中,洒上火腿丝,滴猪油即成。

【大排蘑菇汤】

材料:大排骨 500 克,鲜蘑菇片 100 克,西红柿 100 克,黄酒 10 毫升,精盐 5 克,味精 3 克。

制作:①每块大排骨用刀背拍松,再剁断长骨后加黄酒、精盐腌 15 分钟。②锅中加水适量,放炉火上,水沸放入大排,撇去浮沫,再加黄酒用小火煮 30 分钟,入蘑菇片再煮 10 分钟,放入上述调味料后入西红柿片,煮沸即可食用。

【鸡蛋黄花汤】

材料:鸡蛋 3 个,黄花菜 10 克,海带 5 克,木耳 5 克,白菜心 10 克,酱油 3 毫升,精盐 2 克,味精 1 克,高汤 350 毫升,淀粉适量。

制作:①将海带泡好,洗净后切丝。②黄花菜择洗干净后切段。③木耳泡发,洗净。④鸡蛋打入碗中搅拌均匀。⑤锅内加高汤烧开,放入调味料及海带、黄花菜、木耳、白菜心,烧开后冲入鸡蛋,再烧片刻后勾芡即成。

【冰糖银耳汤】

材料：水发银耳 250 克，山楂糕 25 克，冰糖（或白糖）200 克，糖桂花适量。

制作：①将银耳择洗干净，切成小片。②山楂糕切成与银耳大小相同的片状。③将冰糖放盆内，加开水溶化后倒入锅内，再加 500 毫升水（和冰糖水共 1000 毫升），加银耳、山楂糕片，烧开后撇去浮沫，倒入大碗内，加入糖桂花，搅匀即成。④如不用沙锅煨，可将银耳放入一个大碗内，加糖及 500 毫升水，上笼蒸烂，效果相同。

【荔枝山药莲子粥】

材料：干荔枝 5 枚，粳米 30 克，山药 20 克，莲子 20 克，白糖 30 克。

制作：①干荔枝去壳，粳米淘洗干净，莲子去心。②山药去皮，洗净，切成片或小丁块。③锅中放水约 500 毫升，加入原料，置火上煮，先用大火烧开，再改中火加热，至米烂汁黏稠时放入白糖，稍搅拌，片刻后离火即可食用，每日可食 1～2 次。

【花生猪骨粥】

材料：粳米 250 克，猪骨 500 克，花生仁 75 克，精盐 5 克，味精 1 克，植物油 5 克，香油 5 克。

制作：①将粳米淘洗干净。②猪骨洗净并敲成小块（去净骨渣）。③花生仁热水浸泡剥去外皮。④将猪骨熬汤，再取汤与米、花生仁加适量清水、植物油煮成薄粥，加入精盐、味精及香油调匀即可食用。

【猪蹄青豆汤】

材料：猪蹄 1 只（约 150 克），大青豆 50 克，精盐 2 克，味精 2 克，黄酒 3 毫升，葱 2 克，姜 2 克。

制作：①将猪蹄刮洗干净，剁成 4 块，放入开水锅内煮开，捞起用清水再洗一次。②葱打结。③生姜切片。④青豆拣净，冷水浸泡膨胀，淘洗后倒入沙锅内，放入猪蹄，加水 1000 毫升，盖好盖，用小火烧开，撇去浮沫，再加入姜片、葱结、黄酒，改用微火炖至青豆、猪蹄均已熟烂时，放精盐并用旺火再烧约 5 分钟，拣去葱结、姜片，加入味精即成。

（四）坐月子传统吃法的取舍

我国传统对产妇"坐月子"还是非常重视的，在产后的 1 个月中可以说尽其所吃，大吃大补，有其道理，但也不乏不当之处。比如，生孩子以后吃鸡蛋多，我们知道鸡蛋含有丰富的优质蛋白质，还有卵磷脂、卵黄素、钙、铁及维生素 A、D、B 族维生素等，虽含胆固醇较高，但对人体来说也是需要的。蛋黄中的脂肪呈乳化状态，极易为人体消化吸收。卵磷脂和卵黄素能维护神经系统健康，钙、铁、维生素 A、D 及 B 族维生素更为产妇所需。"坐月子"时还讲究吃红糖、芝麻和小米粥，这些也都是符合营养科学道理的，红糖比白糖营养丰富，它含有丰富的钙、磷、铁、硒、锌等。此外，红糖还有医疗保健作用。中医认为，红糖性温，能益气养血，健脾暖胃，驱风散寒，活血化瘀，缓解疼痛，这对产妇十分有用，可以补血、驱寒、健胃，还可以增加热能。芝麻含蛋白质、脂肪、钙、铁都很丰富，其脂肪多为不饱和脂肪酸，对产妇强身补血十分有利。小米比大米含维生素、钙、铁、锌都丰富，且富含膳食纤维，对产妇恢复体力有益。此外，"坐月子"时多喝鸡汤、猪蹄汤，不仅补身体还有利于乳汁分泌。所以，以上这些生活习俗都是符合科学的，但也有些误区需要纠正。

1. 吃高蛋白、高脂肪的食物不宜过多　例如 1 天吃十几个鸡蛋，数百克的排骨和蹄膀。蛋白质过多会增加胃肠道和肾脏的负担，高脂肪会引起消化不良，还会造成血脂增高和肥胖，而且吃得过多也是一种浪费，所以吃补品也要适量，每日摄入鸡蛋以 3～4 个为宜，肉食不要超过 250 克。

2. 喝汤也应吃肉　认为汤比肉营养好。其实比较起来还是肉营养丰富,能溶在汤中的营养素还是较少,所以不管是鸡汤还是排骨汤都要汤和肉一起吃。

3. 蔬菜、水果大胆吃　蔬菜和水果含有丰富的维生素和无机盐,尤其是维生素 C 和 β-胡萝卜素在动物性食物中是不含有的,如不吃蔬菜、水果,会造成维生素 C 缺乏,由于膳食纤维的缺乏也会引起便秘。

4. 应该喝牛奶　奶是钙的最好食物来源,产妇很需要钙的补充,所以应每日饮奶 250～500 毫升。

总而言之,"坐月子"讲究多吃,传统的习俗有些是可取的,有些是应该摒弃的,一切应从有利于产妇和婴儿的健康出发,应取其精华,去其糟粕。

三、顺产后产妇的保健

产妇顺产分娩后,正疲惫而幸福地听着新生儿的哭声。医生、护士忙着给刚出生的新生儿护理,清理呼吸道分泌物,擦干皮肤和断脐后,在30分钟内将新生儿俯卧于母亲裸露的胸部,面侧向母亲,使母婴皮肤充分接触,接触时间为30分钟,同时密切观察新生儿,以防窒息。然后给新生儿穿衣,包上褓裸(婴儿的包被毯子等),放入新生儿小床内。医生、护士继续观察有无异常情况,测血压、脉搏、呼吸并记录,情况皆正常已达2小时,即可转入母婴同室病房。此时,护士给新生儿洗澡、更衣,然后放入小床内休息。真可谓母婴同室、同住、同生活、同休养。待母婴两人皆平安良好时,一般住院3～5天后即可安心回家。

(一)外阴部的复旧与保健

1. 外阴、会阴部变化　分娩后,产妇外阴、会阴部因胎头娩出时压迫厉害,尤其初产妇,会阴、小阴唇下侧极易出现肿胀,产后2～3天逐渐自行消退。分娩时处女膜裂伤,少量出血,只留有黏膜残痕,称处女膜痕。会阴后联合处多有不同程度的损伤。产后大阴唇不再完全覆盖阴道口,致使阴道口暴露于外阴部正中处,尤其经产妇更为明显。

2. 阴道及盆底组织的恢复　分娩后,阴道腔扩大,阴道壁肌肉松弛,张力低,阴道黏膜皱襞因过度伸展而平滑。产褥期阴道壁肌张力逐渐恢复,阴道腔逐渐缩小,阴道皱襞产后2～3周时重现,但不能完全恢复至产前状态。此外,产时盆底肌肉及筋膜由于过度扩张而失去弹性,且有部分肌纤维撕裂。若于产后 3 周左右开始锻炼,每天早、晚各一次,盆底肌肉弹力可恢复到接近孕前状态,但应避免过度疲劳。如盆底肌肉及其筋膜有严重撕裂,未经修补,而又在产褥期内过早活动及从事劳动过多、过重,则易导致产后阴道壁膨出,甚至其后可产生不同程度的子宫脱垂。

3. 尿道口、会阴部损伤的恢复 顺产分娩过程中,常见尿道口周围轻度擦伤。排尿时有刺痛,应注意清洁卫生,常可很快自愈。同时,不论是自然分娩还是阴道手术助产,常有会阴擦伤、撕裂疼痛及肿胀。会阴部神经密布,非常敏感,易出现疼痛、出血,必要时应缝合止血。因此,一定要注意会阴的护理。产后会阴部必须保持清洁,每天用 5% 活力碘棉球擦洗外阴 2 次。会阴水肿者,可用 50% 硫酸镁湿敷。会阴红肿者,可用 95% 酒精湿敷或远红外灯照射。若产后会阴有撕裂红肿,局部压痛及脓性分泌物等感染征象,应在医师的指导下用抗生素控制感染,撑开伤口彻底引流直至伤口愈合。出院后用 1:5000 高锰酸钾溶液坐浴,每天 2 次,每次 15～20 分钟,可促使局部硬结软化、肿胀消退,触痛缓解。因此,保持会阴部的清洁卫生,防止感染是非常重要的。大小便后要用温开水清洗。要勤洗、勤换卫生垫及内衣裤,清洗后的内衣裤应在阳光下暴晒,以达到杀灭细菌防止感染的目的。

4. 会阴切开术的康复

(1)会阴切开术的目的:在分娩过程中为避免严重的会阴撕裂伤及分娩困难,并减少母婴并发症而做会阴切开术。一般用于以下情况:①会阴过紧或胎儿过大(>4 000 克),产妇、胎儿合并症,妊娠期高血压疾病。②为预防早产儿、胎儿在宫内窘迫、颅内出血。③第 2 产程延长,如宫缩乏力,会阴坚韧无弹性,轻度头盆不相称等。如果医生觉得必须实施会阴切开术,那么首先应进行局部浸润麻醉或阴部神经阻滞麻醉,然后再行会阴剪开。侧切剪开不宜过早,要掌握好时机,通常应在剪开后短时间内(二次宫缩)胎儿即能娩出最为适宜。

(2)会阴切口缝合的要求：①首先应缝合阴道黏膜，必须超越其顶端进行缝合，以防血管断端回缩而形成血肿。②缝合肌层恢复组织解剖关系，进针点与出针点注意伤口边缘的对称，缝针必须穿过伤口的底部以避免留有死腔而形成血肿，亦容易感染。③缝合皮下脂肪时，因会阴皮下脂肪厚，间断缝合应与肌层缝线相互错开。④缝合皮肤，注意缝线不宜过密过紧，以免影响局部循环而引起水肿，影响伤口愈合，且给产妇带来痛苦。⑤一定要注意无菌操作，认真止血，缝合完毕取出阴道内填塞的纱布，术后预防感染。

(3)保持会阴清洁：分娩后应保持外阴清洁、干燥，及时更换会阴垫，每天进行外阴擦洗 2 次，大便后及时清洗。观察外阴伤口有无渗血、红肿、脓性分泌物及硬结等，如有异常情况，应到医院找医生及时进行处理。外阴伤口肿胀疼痛明显者，可用 50％硫酸镁或95％的酒精湿热敷，配合理疗，促进伤口愈合。如已化脓应立即拆除缝线，撑开伤口引流。会阴伤口一般在正常术后 5 天拆线。如用 2/0 可吸收性缝线皮内缝合的可不拆线。

(二)促进子宫复旧与保健

产后，产妇全身的各个器官，尤其是生殖器官，都要逐渐恢复到妊娠以前的状态。这一复原过程称为复旧，一般需要 6～8 周的时间，这段时间称为产褥期。

1. 顺产妇产后子宫体变化　在产褥期变化最大的器官是子宫体。道理很简单，因为胎儿就居住在子宫内，所以，随着妊娠的进展，子宫腔的容积由未孕时的 5 毫升左右逐渐增加到足月妊娠时的 5000 毫升左右，整整增大 1000 倍，能容纳胎儿、胎盘及羊水；子宫重量未孕时仅 50 克，足月妊娠时可达 1000～1200 克，增加 20 倍以上。分娩结束时，子宫仍重 900～1000 克，宫底平脐水平,相当于妊娠 20 周子宫大小。产后 3～4 天,子宫底在肚脐及耻骨联合之间。至产后 10～14 天,子宫已下降入盆腔内,而下腹部已不能摸到。产后 6 周时,子宫复旧至妊娠前大小,重量不足 100克,子宫体仍逐渐缩小。子宫复旧的快慢,和产妇的年龄、分娩次数、全身健康状况、分娩产程长短、分娩是否顺利,是否哺乳等有一定关系。凡是经产妇、年龄较大且全身健康差的,子宫复旧时间较慢。产程延长而导致难产的,尤其是剖宫产的,子宫复旧较差。产后如果是纯母乳喂养的,由于胎儿的吸吮能反射性地引起子宫收缩,可加速子宫复旧。

2. 子宫颈变化 产后子宫颈呈松弛状态,表现为充血、水肿、壁薄,产后 2～3 天,宫口尚可容 2 指通过。产后 1 周时,宫口能容1 指,宫颈管壁逐渐变厚而恢复颈管外形,产后 7～10 天,宫颈内口闭合,4 周以后子宫颈完全复旧。由于分娩的扩张,子宫颈口由妊娠以前的圆形变成扁圆形,此为经产的征象。

3. 产后宫缩痛 产妇分娩后最初的 3～4 天,由于子宫的复旧收缩,可引起下腹部时时阵痛,称为产后宫缩痛。尤在产后 1～2 天内,常有一阵阵的下腹疼痛难忍时,可在下腹中摸到子宫收缩变硬隆起,恶露量也增多。哺乳时,脑垂体反射性地催产素分泌增多,致使子宫阵阵收缩,亦是下腹部阵痛的原因之一。经产妇产后宫缩痛出现在产后第 1 天,随之逐渐减轻,直至完全消失。产后子宫常呈痉挛性收缩,因为多次妊娠后,子宫肌肉内所含弹性纤维的平滑肌减少,弹性差的结缔组织增多,使子宫肌肉的收缩力不正常。还有急产(指分娩发动到结束不超过 3 小时者),可能由于子宫收缩过快过强而致产后子宫收缩痛。对于初产妇产后子宫表现为持续性收缩,疼痛感觉明显。此时,应请医生检查子宫腔内是否因存留血块或大片胎膜、胎盘小叶而导致宫缩痛并出血,应及时处理。

遇到产后宫缩疼痛时,可以采取以下方法来缓解疼痛:①轻揉子宫,以促进宫腔内残余部分胎盘、胎膜及血块排出。②热水袋热敷下腹部,每次敷 30 分钟。③按摩下腹部,使子宫肌肉放松,以减轻紧张度,缓解疼痛。④疼痛严重者,可适当服止痛药。⑤针刺关元、合谷等穴位,减轻疼痛。

正常产褥期是子宫复旧的过程。这一过程如有延缓,常提示有某些不利于子宫复旧的因素存在,应及时查找原因并给相应治疗。最常见的影响子宫复旧的因素是,感染,宫腔内残留胎盘、胎膜。存在这些因素时,产妇恶露量增加,持续存在时间长,恶露有臭味;子宫不能按正常规律逐日缩小、下降;子宫往往有按压痛。感染较严重者体温升高。胎盘残留者可能发生产褥晚期阴道出血量多,甚至大出血。存在这些情况应及时就诊。

下列各项措施有助于促进子宫的恢复:

(1)产后尽早母乳喂养:新生儿吸吮乳头,有利于泌乳素的分泌增加,促进子宫收缩,也可减少产后出血。

(2)鼓励产后早期起床活动:有利于恶露排出及子宫复旧,如经阴道分娩无并发症的产妇,可在 24 小时左右起床从事轻微活动,有利于子宫收缩及减少静脉栓塞与肺栓塞的发生。

(3)保持大小便通畅:尽早鼓励产妇自行排尿。一般于产后 2 小时即应帮助产妇排尿,对如因恐惧疼痛或不习惯床上排尿而排尿困难者引导其解除顾虑,或协助下床排尿,或给予耻骨上热敷。此后应定时排尿,不可使膀胱膨胀。每日定时大便。大小便不通畅均影响子宫复旧。

(4)预防感染:勤换会阴垫及内衣、内裤。在恶露多时更应勤换,一般情况下不应超过 4 小时更换 1 次。大小便后可用温开水或 1∶5 000 的高锰酸钾液清洗外阴,保持外阴清洁、干燥。注意会阴的伤口处有无红肿、疼痛等感染迹象。生殖道的感染是影响子宫复旧的重要因素。

（三）恶露的处理

产后随着子宫内膜的脱落有血液、坏死蜕膜组织等经阴道排出，称为恶露。恶露是产褥期子宫复旧过程中阴道的排出物。不论分娩方式如何，在正常情况下，产后数天内，恶露量多，颜色鲜红，含有小血块、蜕膜组织和黏液，称为红色或血性恶露。1周后，血液减少，多为坏死蜕膜、渗出液及细菌，恶露颜色逐渐变淡，呈粉红色浆液状，称浆液性恶露。约2周以后，恶露变黏稠，呈淡黄色，内含大量的白细胞、蜕膜细胞及细菌，持续3～4周才能排净。

正常的恶露带有血腥味，但不臭，如有腐臭味，或是呈浑浊的土褐色，则是宫内感染的征象。由于每个产妇的个体差异很大，产后恶露量的多少及出现的时间亦不同。一般产后第1天的恶露较多，以后逐渐减少，产后1周内，恶露总量平均为250～350毫升。如果血性恶露持续时间延长至2周以上，且量不断增加，则可能是子宫复旧不好，或者是子宫内有胎膜或胎盘组织残留。若产后42天后恶露仍未干净时，应到医院去看医生或接受产后访视，了解子宫复旧及恶露的情况，局部有无压痛，如血性恶露量多，则表明子宫复旧不良或子宫内膜炎症。产后一定要注意个人卫生，尤其注意会阴部的卫生，每天用温水清洗1～2次，大便后手纸由阴道口经肛门方向揩擦，便后清洗会阴部。

（四）体形康复与保健

分娩后最初10天，由于子宫的收缩复旧，子宫排出恶露，以及大量出汗、尿量增多等可排出大量的水分，可使产妇体重平均下降2～3千克。

大多数妇女在产后6个月其体重恢复到接近怀孕前的状况，

但平均仍会增加约 1.4 千克。影响产后体重下降的因素中,最主要的是孕期体重增加太多,若增加超过 10 千克者产后体重下降较少。其他的原因,如初产妇、活动少,吸烟也影响体重下降。而哺乳和年龄并不影响体重的下降。

产后体形改变最大的是乳房,其次是腹部。由于妊娠子宫增大,腹壁皮下弹力纤维过度伸展、断裂,腹壁软而松弛,腹直肌左右两侧分离。在产后过早从事体力劳动,生育过多、过密,体弱多病,营养不良者,其腹直肌分离更加明显,恢复腹壁张力困难,甚至可形成腹疝。这些情况在怀孕之前就应考虑到的,并及早采取措施纠正。

产后腹部张力的恢复与产后腹肌锻炼及产次有关。通常经过几周时间可以恢复到非妊娠状态。

体形的康复要注意做到下列各点:

1. 合理的饮食　食物中要有蛋白质、糖类、蔬菜、水果、奶制品、水分,以满足产后康复及哺乳的需要。避免过度的营养。哺乳的产妇每天需要的热能在 10 868～11 704 千焦。而每克的糖类或蛋白质能产生 16 千焦的热能,每克脂肪产生的热能为 37 千焦。算起来每天所需食物就相当于 700 克的糖类或是蛋白质,或是 310 克的脂肪而已。作为食物搭配起来就不是这么单纯的计算,量也不是那么多。我国一般家庭给予哺乳妇女的膳食量,往往超过这一数量,不利于体重的下降与体形的恢复。饮食的合理搭配与恰当的量都同样重要,要避免过量的膳食与过分的"进补"。每周测体重加以比较,调整饮食的结构与数量。如主食与副食的比例,副食中肉、蛋、禽、牛奶与蔬菜、水果等的比例,均宜注意,原则上是粗细、荤素搭配,不可过偏,根据体重变化加以调整。

2. 腹部肌肉张力与弹性的恢复　主要依靠体操锻炼。没有病理情况和并发症,如大出血、发热、高血压、心脏病者,产后应尽早开始活动及体操锻炼。锻炼应循序渐进,由下而上,即由足部开始,逐渐到全身;时间与次数上也逐步增加。不可急于求成,操之过急,酿成盆腔脏器脱垂的不良后果。

3.腹带或紧身衣 实际上只是起修饰与掩盖作用,不能真正改善腹壁肌肉张力与弹性。此类措施仅在改善形象与自信心上有帮助作用。

4.一般不宜用药物降低体重 使用药物降低体重,应有医学指征与依据,应在医师指导下进行,以免药物通过哺乳影响新生儿生长发育,酿成不良后果。

(五)妊娠纹(斑)的消除方法

1.妊娠纹 随着妊娠月份增大,常会在孕妇的腹部、乳房与大腿上,不同程度的出现紫红色、微微隆起的细条纹,由隐到显,称为妊娠纹。

(1)诱因:妊娠纹的发生可能是孕妇血中皮质激素(一种肾上腺皮质分泌的激素)浓度升高的关系,而过去认为是腹部扩张膨大的缘故。但是,妊娠纹发生的部位则可能是对一些物理因素的反应。在分娩之后,妊娠纹的紫红色逐渐消退至接近正常皮肤颜色,但最后常遗留下永久性银白色的陈旧妊娠纹。

(2)处置方法:对妊娠纹,迄今还没有满意的治疗方法。有些局部应用的药膏(维生素A酸)或激光也可能有助于改善其外观。

2.妊娠斑 妊娠期许多部位的皮肤会出现色素沉着,使该处皮肤不同程度的变黑,在平时肤色较黑的女性尤易发生。妊娠斑指发生在孕妇面部对称性的,由浅或深的棕褐色素斑,分布于面额、双颊,有时还有上唇。

(1)诱因:孕妇中近3/4会出现妊娠斑。这种情况也可能出现于口服避孕药者,与血中雌激素、孕激素水平升高有关系。通常在产后妊娠斑会逐渐淡化消退。暴露于阳光之下也是导致色素沉着的重要因素。

（2）处置方法：减少紫外线对皮肤的照射是预防和处理妊娠斑的重要一环。避免暴露于阳光之下，可用遮阳工具（窗外的遮阳设备、遮阳伞、遮阳帽）或用防晒霜均有帮助。

产后对妊娠斑局部应用含有 0.1％维生素 A 酸、5％氢醌、0.1％地塞米松的制剂有效。当妊娠斑经治疗消除后，必须继续应用防晒剂，以防黑色素细胞受刺激而致色素沉着复发。

身体其他部位，如乳头、外阴、脐窝、大腿，均常发生这种颜色变深变黑的变化。这些变化与血中黑色素细胞刺激激素、性激素浓度升高有关。产后这些变化会逐渐消退，很少需要治疗。

（六）月子期健身操简介

月子期即开始做健身操对促进血液循环，增强全身肌肉张力，尤其腹部、盆底肌肉的张力和体形的恢复有极大帮助。对预防盆腔脏器脱垂、相对性尿失禁、血栓形成，均是有效的方法。

相对性尿失禁是产后盆底功能不良的常见症状之一，即当腹压突然增加时，如大笑、打喷嚏、咳嗽、提重物时，尿液不自主的溢出。日常生活因此颇多不便，影响社交。产后尽早锻炼盆底肌肉，坚持 3～6 个月，有助于预防此病的发生。

1. 产后第 1 周运动　可从产后第 1 天开始施行。

（1）脚踏板运动：脚踏板运动能促进下肢血液循环，预防下肢和盆腔静脉栓塞形成；能锻炼下肢肌肉，也有利于下肢水肿消退。

方法：于踝部用力将脚向足背方向上翘，再用力将足尖向足底方向下压，一上一下有如踩踏板。产妇可仰卧床上进行，两足可以同一方向同时动作，亦可两足方向相反，一上一下交互进行（图6）。

（2）盆底提肛肌锻炼：产妇仰卧于床，双膝弯曲拱腿，双脚自然平放床上。用力收缩盆底提肛肌，有如忍住大便或中止排尿时一

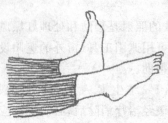

图6　脚踏板运动

样,维持 3 秒钟后,放松 3 秒钟。如此收缩、放松反复 10 次为一组,每天可重复 3~6 组,视身体情况逐步增加。此项动作对盆底肌力恢复最佳(图7)。

(3)腹肌锻炼:产妇仰卧床上,身体自然放松,做深呼吸,于呼气时紧缩腹部肌肉,维持数秒钟后再放松吸气,以 10~15 次为一组,视身体恢复情况,次数渐增,每天可做 3~6 组,循序渐进。

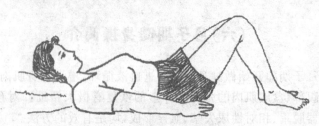

图7　盆底提肛肌锻炼

2.产后第 2 周的体操运动

(1)坐位向后倾斜运动:产妇坐床上,两腿弯曲稍向前伸,微分开,以放松舒适自然为度。两臂弯曲交叉抱于胸前。呼气时上体稍向前俯,吸气时上身向后倾,感觉到腹肌放松至不能再向后倾时,维持此姿势 3 秒钟并进行正常呼吸,然后缓慢拉紧腹肌坐直。每 10 次为一组,每天可做 3~6 组(图8)。

(2)侧向转体运动:仰卧,两臂自然伸直平置于两侧,手掌靠拢于大腿外侧。然后稍抬起头部和上身,使上身稍向左侧偏转,左手掌则顺势自然向左小腿方向滑动,至上身不能再进一步向左偏转为止,保持 3 秒钟后再恢复自然仰卧。停 3 秒钟后同样动作向右侧偏转。共 10 次为一组,每天视情况做 3～6 组(图 9)。此运动可锻炼腰肌及腹肌。

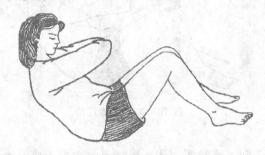

图 8　坐位向后倾斜运动

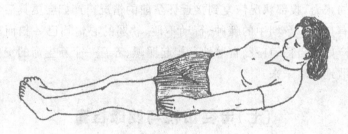

图 9　侧向转体运动

　　(3)向前屈体运动:产妇仰卧,两膝略弯曲两腿拱起,双足自然平放床上,稍分开,以自然舒适放松为度。两手自然伸直平放于大腿上。然后呼气,抬起头部及双肩,将上身向上抬起前弯,使两手掌触及双膝盖,维持 3 秒钟,再吸气放松向后躺下,休息 3 秒钟。再重复上述动作,10 次为一组,每天视身体恢复情况可分开做 3～6 组(图 10)。

　　以上各项运动可以交替进行,循序渐进增加次数及组数,不要急于求成以至过度疲劳,得不偿失。一般以不感到肌肉酸痛为度,

33

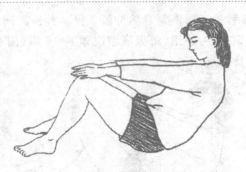

图 10　向前屈体运动

或两肩胛骨间不感酸痛为佳。睡眠与饮食也不应有不适的反应。循序渐进,持之以恒,1个月后,产妇可惊喜地发现自己的体形,肌肉的张力,腹部状况恢复到接近怀孕前的情况。产妇会更具活力,更有自信。孕期中的臃肿、行动不便,软弱的心情均已一扫而光,使产妇能自信、自豪、自尊地负担起照顾、养育一个新生命的责任,勇敢地面对未来。

(七)母婴访视与健康检查

　　一般产妇出院回家的第3天、第14天、第28天时,医院或妇幼保健机构有人到产妇家中访视,这三次访视的主要内容是了解产妇及新生儿的健康状况、哺乳情况,并给予具体技术性指导。如果发现有其他异常情况,就能及时作出恰当的处理。这样一种产后保健的安排被称为"产后访视"。

　　产后访视的内容包括对产妇与新生宝宝两方面。产后42天应到医疗机构进行全面妇科检查。

　　1. 保健人员到家对产妇访视的内容

　　(1)产妇的休息、睡眠、饮食、大小便情况是否正常:通常可能遇到的情况是产后早期,宝宝的睡眠时间较多,产妇的休息与睡眠较好。随着宝宝长大,活动增多,哺乳按宝宝需要,昼夜作息规律乱,可能影响产妇的休息与睡眠。因此要注意产妇的精神心理状态与全身感觉。家庭中所有成员应对月子中产妇的变化,予以充分理解与各方面的支持,使产妇能获得较好的睡眠与休息。

(2)产妇的体温、脉搏、呼吸、血压是否在正常范围内:产后最初10天内,如果每日测量口腔温度4次,有2次超过38℃则称为"产后发热",但产后第1天除外。出现这种情况要注意是否有感染性疾病,如子宫内膜炎、泌尿道感染、乳腺炎、肺炎、伤口感染等。一时性的低热在阴道分娩的产妇中比较常见,体温在38℃左右,大多数不久自退。这可能因为补充水分不足,或因细菌暂时性侵入的反应。但在剖宫产分娩者的产后低热中,约30%可能自退,多数应寻找原因予以治疗才能消退。

产后无心血管病、大出血、贫血者若脉搏增快,而无其他出血征象时,要注意可能为产后感染的先兆。医务人员会进一步做相应检查,寻找原因。

(3)检查乳房情况:如乳房胀满的程度,乳量多少,有无红肿、硬结、触痛,乳头有无破裂。这方面的检查应经常又仔细,因为乳头破裂、乳汁郁积、乳腺炎是初产妇常见的问题。及时发现以便把问题解决在萌芽状态。

(4)子宫下降程度:产后10~12天内应当检查子宫底下降程度。事先要排空膀胱再检查,子宫底应每天下降1~2横指,在产后10天大多数已不能在耻骨联合上触及子宫底了。还需注意触及宫体时有无压痛,局部有压痛常是该处有炎症的表现。恶露的量多少、颜色如何,还有气味是否难闻都应逐日注意。量多而鲜红可能还有较多量的出血,色由深而渐淡表示出血渐减少,色呈脓样则为感染。恶露正常者微有血腥味,如为难闻之臭味或腐臭味,常提示为感染或有遗留的胎膜组织,应由医生检查确定原因和处理。

会阴和阴道如有伤口,要检查愈合情况,有无红肿、硬结、分泌物等。正常情况下会阴伤口在最初 24 小时内有些疼痛,以后逐日减轻,如需拆去缝线者通常在产后 5～6 天拆除,此后疼痛不适的感觉几乎全消。

(5)有无合并症或并发症:对有心脏病、先兆子痫等疾病者,应对有关疾病的病情恢复情况进行评定,对体征进行复查,对病体康复的程度作出评价,指导产妇的治疗与护理。需要间隔多长时间进行一次,依病情及恢复情况决定,直至产妇症状消失,功能恢复至正常水平,再定期到有关专科随诊。此一过程有时颇为冗长,但对产妇今后的健康,无疑非常重要。如不予重视可造成慢性疾病,如心血管、肾脏等的损害。

2. 保健人员到家对新生儿访视的内容

(1)了解新生儿的喂养、睡眠、大小便有无异常:出生后 2～3 天,宝宝的大便为棕绿色不成形的胎粪,3～4 天后为浅黄色有特殊气味的均匀大便,为条柱形。

(2)观察新生儿的皮肤色泽、呼吸、心率、体重及身长:约有1/3 的新生儿出生 2～5 天会出现"生理性黄疸"。成熟的婴儿此时血清胆红素通常可达到 85.5 毫摩/升(5 毫克/分升),肉眼可观察到黄疸,此后渐退。多数宝宝生后几天内因哺乳量不够,水分补充不够,体重逐渐下降。如果营养得当,正常的宝宝通常在 10 天后,体重开始回升,在出生后 2～4 周生长较快,以每天增加 25～30 克的速度稳定上升。对体重、身长的定期测量可反映宝宝的营养及生长发育是否正常。

(3)检查新生儿的脐带周围有无红肿、分泌物增多的现象:如有可用消毒棉签蘸酒精擦涂,不要用手或未消毒物品直接接触脐带。脐带在生后 24 小时就会改变原来蓝白色湿润的状态,逐渐失去水分变得干黑,残端在几天内脱落,形成一个粗糙的小伤口,愈合后形成脐窝。脐带脱落到愈合这段时间,不同的宝宝之间并不一致,差别很大,可有 3～5 天,也有长达 40 多天者。应特别注意消毒,避免感染。脐带感染严重者可引起败血症、破伤风等。故脐带的观察与消毒切不可粗心大意。

宝宝的会阴、臀部有无红肿、擦伤和分泌物增多,也应注意。

3. 产后 42 天妇科检查内容

(1)复习分娩经过及产褥期健康恢复情况:以针对重点问题进一步检查,确定康复状况及是否需要进一步治疗。

(2)了解母乳喂养状况:乳量是否足够,喂哺方法、次数是否得当,乳房有无炎症,乳头有无破裂。

(3)对妊娠期、分娩与产后的并发症、合并症的症状与体征的复查:如妊娠期高血压者的血压是否恢复正常,心脏病者心功能如何,有的要做相应的实验室检查,如肝炎产妇的肝功能检查;贫血者血红蛋白与红细胞的恢复状况;曾有蛋白尿者应检测其尿蛋白。

(4)妇科检查:常规妇科盆腔检查子宫大小、硬度应恢复到怀孕前的状况,正常时没有压痛,剖宫产术后子宫恢复可能略慢些。双侧的输卵管和卵巢也是注意的重点,有无炎症或肿瘤,还要看子宫颈是否有裂伤糜烂,这是在产后容易看到的异常,如有应做宫颈细胞涂片检查,对预防宫颈癌很有帮助。最后检查阴道和会阴状况,如阴道壁松弛的程度,阴道和会阴伤口愈合情况,是否有炎症或肉芽增生,有时一个小如绿豆的增生肉芽,就可造成严重的性交痛,应及时处理。

(5)针对产妇情况协助制订康复计划:包括身体锻炼,盆底肌肉锻炼,哺乳计划,体重控制,恢复工作,计划生育等,通盘考虑,合理安排。

(6)婴儿检查:①了解喂养与预防接种情况。②检查婴儿的身长、体重、头围,评价婴儿的营养、发育及一般情况。③检查婴儿的心、肺、肝、脾、五官等全身情况。测试婴儿的动作能力、听力筛查,以便及早发现异常给予矫正。

四、剖宫产后产妇的保健

（一）哺乳的体位

剖宫产术后,有些产妇由于害怕腹部切口疼痛或担心影响自己身体的康复而放弃给小宝宝喂奶,这种害怕与担心是不必要的。因为母乳喂养的好处多多,对小宝宝有好处;对产妇本人无论是自然分娩还是剖宫术分娩都有好处。要知道,宝宝健康、智慧的人生是从母亲的初乳开始的。母乳中含有的各种营养物质最适合小宝宝的消化吸收,具有较高的生物利用率;母乳内还含有多种抗感染功能较强的体液免疫成分,特别是产后 7 天内初奶中蛋白质含量高,有大量免疫球蛋白,具有排菌、抑菌、杀菌作用,是宝宝上等的天然疫苗;吸吮母乳有利于小宝宝面部和全身器官正常发育;哺乳期长短与智商系数成正比。对产妇本人来说,给小宝宝喂奶可促进子宫复原,抑制雌激素的分泌和排卵,减少子宫肌瘤、乳腺癌和卵巢癌的发生;还可增强母婴感情,增进产妇的心理健康,有利于术后机体的康复。因此,剖宫产术后产妇应该坚持给小宝宝喂奶。

为了减轻喂奶对腹部伤口疼痛的影响,剖宫产术后的母乳喂养可选择以下两种体位:

1. 床上坐位喂奶　产妇取坐位或半坐半卧位,在身体的一侧放小棉被或枕头,垫至适当高度置放宝宝臀部,同时手抱宝宝,使其胸部紧贴母亲胸部,产妇对侧手以"C"字型托住乳房,把乳头及大部分乳晕在宝宝张大嘴时含入吸吮(图 11)。

2. 床下坐位喂奶　坐椅靠近床缘,产妇坐在椅子上,身体紧靠椅背,以使背部或双肩放松,身体的方向要与床缘成一夹角,床上可用棉被或枕头垫至适宜高度,产妇环抱或抱住宝宝头部,其臀部放于床缘的棉被或枕头上,另一只手托住乳房送给宝宝吸吮,姿势同床上喂奶(图 12)。

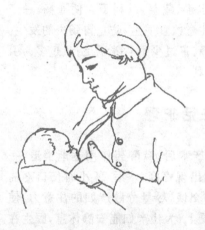

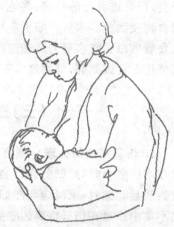

图 11　床上坐位喂奶　　　　　图 12　床下坐位喂奶

(二)饮食调养

剖宫产术后头 6 小时,因麻醉药的药效尚存,全身反应低下,为避免引起呛咳、呕吐等,产妇应暂禁食。此后可进食流质饮食,如蛋汤、米汤或鸡、鸭、鱼、骨头等熬得很浓的汤。因为进食伴随的咀嚼运动可反射性地引起胃肠蠕动,同时食物本身又可直接刺激胃肠道,促进其运动功能增强,故有利于产妇术后早排气。值得提醒的是,肠道未排气前,忌进牛奶、豆浆、糖水等易胀气的食物。当肠道排气后方可进半流质饮食,如蒸蛋羹、稀饭、面条等,但在量上要稍加控制,注意循序渐进。随后1～2天,产妇一般即可进普通饮食。由于术后产妇伤口常有疼痛,加上虚弱、用药等原因,食欲一般较差,故在饮食上宜富含营养而清淡,食物要多样化。尤其在产后最初几天,要多吃高热能、高蛋白、高维生素的食物,多饮水及汤类,以促进乳汁的分泌;多吃水果、蔬菜,以利于大便通畅;忌辛辣食物及酒类。术后产妇更应注意饮食卫生,防止胃肠炎的发生。饮食餐数以少吃多餐为最佳选择,量过少则营养不足;量过多易引起消化不良或肥胖,都对健康不利。

(三)生活护理

1. 伤口疼痛的处理 剖宫产术后,麻醉药作用逐渐消退,一般在术后数小时,产妇的伤口会出现疼痛,术后24小时伤口疼痛较为明显。此时,家属应与产妇交谈,尽量分散产妇的注意力,使之不集中注意在伤口疼痛的感受上;为让产妇能安静休息,医生在适当时候会用一些止痛药物或对带有镇痛泵的产妇持续微量给药。值得指出的是,止痛药物的应用要严格控制,能不用尽量不用,因为它会影响产妇肠蠕动功能的恢复,从而限制了产妇的饮食和营养的摄取,还能影响哺乳,所以,产妇要做好思想准备,对伤口疼痛尽量做些忍耐,不用或少用止痛药,顺利度过疼痛关。

2. 伤口的护理及腹带的使用 对于愈合良好(即一期愈合)的伤口,产妇可以不时在瘢痕处用示指轻轻按摩,以促进局部血液循环,减少瘢痕牵拉的不适感。切口处发痒时,禁用手抓,在医院时请医生处理,回家后产妇或家属可用棉签蘸75%酒精,以切口为中心向四周涂抹并更换敷料。

手术切口除用无菌敷料覆盖外,常需加用医用腹带包裹下腹部。这样做一可保护伤口,利于愈合;二有助于残余积血的排出和子宫的恢复。腹带使用的松紧度以产妇感受舒适为宜。出院后可继续使用腹带收腹,使过度膨大的腹部逐渐缩小。

3. 尽早下床活动 由于剖宫产手术对肠道的刺激,以及受麻醉药的影响,产妇在术后都会有不同程度的肠胀气。因此,产妇在术后 6 小时,宜在床上左右移动或翻身。在导尿管拔除后,只要体力允许,应尽早下床活动,逐渐增加活动量。这样,不仅可促进肠蠕动和子宫复旧,刺激机体血液循环,预防子宫腔积血的形成;还可避免术后肠粘连及血栓性静脉炎的发生。

4. 如何洗澡 从医学的角度来说,产后完全可以照常洗澡、洗脚。因为洗澡可以促进全身的血液循环,加快新陈代谢,保持汗腺排泄孔通畅,有利于体内代谢产物通过汗液排出;洗澡还可调节自主神经功能,消除肌肉和神经疲劳,有利于体力的恢复。一般来说,剖宫产后 1 周可以擦浴,10 天后可以淋浴。洗浴后要迅速擦干身体,衣服要穿好,防止受凉;伤口处皮肤擦干后用 75% 酒精消毒并用无菌敷料覆盖。绝不要坐在澡盆内洗浴,以免洗澡脏水灌入生殖道引起感染。

(四)加强个人卫生保健

在产褥期,尤其在产后最初的 2 周内,产妇体内各器官功能活动变化比较大,子宫内又有较大的创面,容易感染疾病;加上要给小宝宝喂奶,产妇的睡眠和休息受影响,抵抗力下降,特别需要注意个人清洁卫生,加强产褥期保健,使身体尽快恢复。

产后应该像平时一样洗漱、洗脚、梳头,饭前便后洗手,喂奶前洗手。如果出汗多还要勤洗澡,勤换衣服。

产后阴道有恶露排出,要注意观察阴道排出物的量、颜色、性质和气味,保持外阴部清洁,每日用温开水清洗外阴,勤换内裤和卫生垫。大小便后用卫生纸从前向后擦净,切勿反方向,以免肛门周围细菌进入生殖道造成感染。

（五）警惕术后并发症

近年来，剖宫产术愈来愈受到年轻孕妇的青睐，医院的剖宫产率也逐渐上升，在肯定其优越性的同时，也应该看到其诸多弊端。术后并发症时有发生就是其中的最大弊端。常见的并发症有术后出血和术后感染等。

1. 剖宫产术后出血 剖宫产术后出血是一种严重的术后并发症，发生率较阴道分娩的高，如不及时诊治，不仅影响产妇的健康，而且严重时可引起产妇死亡，必须予以重视。

（1）剖宫产术后出血的分类：剖宫产术后出血按其发生时间分为术后早期出血和晚期出血。

①术后早期出血：是指手术分娩后 24 小时内，阴道出血总量大于 500 毫升。这种出血可以是急性的一次性大量出血，也可以是少量持续性出血。可伴有或不伴有失血性休克。

②术后晚期出血：是指手术分娩 24 小时后，在产褥期的 42 天内，发生持续的或一次性的、急剧和大量的阴道出血。由于产妇多已出院在家，如果止血措施不力，常因失血过多，导致严重贫血或休克。

（2）剖宫产术后出血的原因

①术后早期出血的原因：首先是子宫收缩乏力，常见于因产程进展停滞后行剖宫产术，术前使用过子宫收缩抑制剂的产妇或合并有前置胎盘、胎盘早剥、子宫肿瘤、子宫发育不良或畸形，以及某些全身性疾病的产妇；其次为术后有胎盘残留或胎膜残留者，但一般不多见，因为在剖宫产手术中，医生直视下检查宫腔时如发现异常，术中已做相应的处理；少数还见于合并有凝血功能障碍者。

②术后晚期出血的原因：主要是感染。感染影响了胎盘附着部位复旧不全而致阴道出血。次为子宫切口愈合不佳或感染裂

开。多见于术中子宫切口位置选择不当或因胎儿过大、胎头过低，术中出头困难造成切口撕裂以致缝合对合不良，缝合过密过紧，组织发生坏死。胎盘或胎膜残留和子宫内膜炎也可导致术后晚期出血，但较少见。剖宫产术后晚期出血的潜伏期为 5～27 天，一般以术后 10～19 天占多数，也有迟至术后 2 个月才出现阴道大出血者。

(3)剖宫产术后出血的征兆：凡剖宫产术后恶露不净、味臭，反复或突然一次性阴道出血，并由此而导致贫血、休克者，应考虑为术后晚期出血；术后早期出血产妇虽然尚在医院，但仍需保持一定的警惕，应不时注意阴道出血量，如果远超过月经量则要告知医务人员，及时采取措施，以免延误病情。

(4)剖宫产术后出血的处理原则

①术后早期出血的处理原则：为了查找原因，彻底止血和补充血容量，对疑为子宫收缩乏力所致的出血，应按摩子宫，使用一种或多种子宫收缩剂，如催产素、卡孕栓等，压迫腹主动脉，必要时行髂内动脉栓塞或手术止血（结扎有关血管或切除子宫）；如疑为胎盘、胎膜残留的出血，应立即行 B 超检查，在 B 超指示下行清宫术；如疑为子宫切口出血时，应立即剖腹探查，手术止血或切除子宫；如疑为凝血功能障碍性出血则应补充凝血因子，必要时切除子宫。

②术后晚期出血的处理原则：为抗感染，缩子宫，找原因，止出血，必要时手术治疗。如阴道出血量不太多，可只使用抗生素和宫缩剂；如量多者则应考虑住院治疗，特别是家在农村交通不便者更是宜早不宜迟，最好直接去原分娩医院诊治，因其对产妇病情较了解，处理措施的针对性强，效果快捷明显。疑有胎盘、胎膜残留并合并感染者应行 B 超检查，在抗感染和缩宫治疗 3～5 天后行清宫术。清宫术在 B 超指示下进行，以避开子宫切口为原则，切不可随便刮宫，以免造成切口进一步损伤，发生难以控制的大出血。

保守治疗无效者适时做剖腹探查术,根据病情选择清创缝合或结扎髂内动脉或子宫动脉进行止血而保留子宫;有条件的医院可行髂内动脉栓塞术;必要时行子宫次全切除术。除上述情况外,对于因术后休息欠佳、精神抑郁等因素引起子宫复旧不良的产妇,阴道出血量虽不多,但持续时间较长,应查明原因,在消除子宫复旧不良的因素后可自然好转。

(5)剖宫产术后出血的预防

①加强剖宫产术后产褥期的卫生保健:注意预防感染,加强营养,早期下床活动。母乳喂养能促进恶露排出,有利于子宫复旧,应积极实施。当发现阴道有异常出血时,产妇应及时到医院诊治。

②严格控制剖宫产指征:产妇要对剖宫术分娩有一正确认识,不要轻易放弃阴道分娩;医生要尽量降低剖宫产率。剖宫产率降低了也就相应降低剖宫产术后出血的发生率。

③术前要做好充分准备:医务人员术前要做好准备;术中子宫切口位置的选择及切口缝合均应做周密的安排;对于较复杂的剖宫产术更应操作细致;胎盘要及时娩出,对胎盘有粘连的可徒手剥离,取出后一定要认真检查胎盘和胎膜是否完整。此外,胎儿娩出后应立即注射缩宫素,必要时静脉推注缩宫素以加强子宫收缩,减少术后出血。

2. 剖宫产术后感染　剖宫产术后感染是另一种常见并发症,包括伤口感染、生殖道感染和盆腔炎症等。有资料报道,剖宫产术后患病率及感染率是阴道分娩的 7～10 倍。因此,对剖宫产术后产妇来说绝对不能轻视。

(1)术后感染的征兆

①发热:剖宫产术后产妇的体温一般不超过 38℃,医学上称之为吸收热。如手术 24 小时后体温有两次超过 38℃,应警惕是否有术后感染或合并非手术引起的其他感染,如乳腺炎(伴乳房胀痛、有硬结、乳汁排出不畅等)、泌尿道感染(伴尿频、尿痛、尿急等)

和感冒(伴头痛、咳嗽等上呼吸道感染症状)等。在排除上述常见的非术后感染的其他感染后,则应考虑发热是否与伤口感染或生殖道感染有关。

②伤口疼痛异常:剖宫产术后产妇自觉伤口疼痛属正常现象,但疼痛的程度与个人对疼痛的耐受性有密切的关系。一般在手术后过24小时,伤口疼痛会逐渐减轻,产妇可在床上翻身或下床活动。如术后2～3天后,伤口疼痛加重,伤口局部出现红肿、硬结或有脓性分泌物,应警惕伤口感染。

③恶露异常:如前所述,产后恶露持续4～6周,有一个从血性恶露转变为浆液性恶露,再转变为白色恶露的转归过程。正常恶露是没有臭味的。如果剖宫产术后产妇的恶露持续时间长,色浑浊,有臭味,同时伴有高热、宫底及下腹压痛等,应考虑是否并发子宫内膜炎、子宫肌炎或盆腔炎。

④子宫复旧不良:胎儿娩出后,子宫的体积逐渐缩小至正常的过程称子宫复旧。通常产后第一天,子宫底平脐,以后平均每天下降1厘米左右。触诊时,可感到子宫较硬,但无压痛。当伴有子宫阵发性收缩时,有的产妇可有疼痛感。如果剖宫产术后子宫复旧延缓,即宫底下降的速度较慢,宫底有压痛,且恶露增多,有臭味,应警惕有生殖道感染,尽快到医院就诊。

(2)术后感染的易感因素:剖宫产术后感染是致病菌通过各种途径侵入手术伤口及胎盘剥离面而引起的生殖器及全身炎症。其致感染的因素是多方面的,但是,剖宫产术后产妇的抗病能力降低是一个重要因素。

①产前的易感因素:主要是孕妇在妊娠期患有营养不良、贫血、糖尿病等疾病,或生殖道已存在感染或产前发生胎膜早破、前置胎盘等。

②临产以后的易感因素:如产程延长致产妇过度疲劳,以及频繁的阴道检查和肛查等。

③手术中的易感因素:术中因止、凝血功能不佳,产妇出血较多,以及手术器械污染等。

(3)术后感染的处理原则

①腹壁切口感染的处理:除加强抗感染药物治疗外,还要对伤口局部行清创术或扩创术,尽量去除坏死组织和手术缝线的线头,切断感染的源头,以利于伤口的愈合。

②子宫内膜炎、子宫肌炎和盆腔炎的处理:采取半卧位以利于排除恶露和局限炎症,加强营养以提高机体免疫力,选用强效抗生素或多种抗生素联合用药的方法加强抗感染。

(4)剖宫产术后感染的预防措施:妊娠期的预防,一要从提高机体抵抗力着手,注意加强营养,防止贫血和注意个人卫生;二要对身体任何部位发生的感染都要及时治疗,尤其是阴道炎和宫颈炎。此外,临产前2个月勿行盆浴和避免性生活。分娩期的预防主要靠医务人员,产妇在待产过程中,不随便做内诊检查。必须做阴道检查时,应在严格消毒下进行。对术前体温超过37.5℃及胎膜早破者,术前应使用抗生素。产褥期的预防主要包括保持外阴清洁,使用消毒的会阴垫,勤换内裤,以及当导尿管拔掉后即应下床活动。

五、乳房的护理与保健

（一）一般保健知识

孕期就应开始为以后哺乳做准备。做好乳房与乳头的护理保健，直接关系到产后的乳汁分泌及哺乳成功与否。

1. 做好哺乳心理准备　每位孕妇都要有自己哺喂婴儿的思想准备，充分认识母乳喂养的必要性和重要性。消除一切心理顾虑，建立分娩后用母乳喂养的自信心，为母乳喂养成功做好心理准备。

2. 注意孕期营养　孕期营养是保证孕期胎儿的特殊需要，维持体内良好的新陈代谢，为分娩及哺乳做好准备的重要基础。如孕妇营养不足会导致胎儿宫内发育不良和影响产后乳汁分泌。

3. 孕后不穿戴过紧的上衣及胸罩　以免压迫乳房而妨碍乳腺发育。

4. 保持乳房清洁、干燥　从妊娠6个月开始应经常擦洗乳头。擦洗的方法是用温水毛巾擦洗乳头，每天1～2次，使乳头表皮增殖、变厚，使乳晕皮肤坚韧，以免婴儿吸吮时损伤乳头。切忌用肥皂或酒精之类擦洗，以免引起局部皮肤干燥、皲裂。乳头处如有痂垢应先用油脂浸软后再用温水洗净。

5. 掌握正确的哺乳知识　哺乳时应将婴儿抱在胸前，婴儿小嘴与乳头保持同一水平。乳母手呈"C"型托住乳房下部，有利于婴儿吸吮，也可防止因吸吮过强而牵拉乳房。不能让婴儿含着奶头睡觉，两侧乳房应交替哺乳。每次吸净，保持清洁，不给细菌繁殖创造条件。

6.**经常按摩乳房** 既可增加乳汁的分泌量,又可提供良好的血液循环,为乳房提供足够的脂肪,有助于乳房的丰满。防止因哺乳引起的乳房下垂与萎缩,有必要在哺乳期内经常进行胸肌锻炼。如举哑铃、徒手操、俯卧撑等,使胸肌发达也有助于乳房的挺立。

7.**注意哺乳前及哺乳后的乳房护理** 每次哺乳前后用温水毛巾擦洗干净。哺乳前柔和地按摩乳房,刺激泌乳反射,每次哺乳时应让新生儿吸空乳汁;如乳汁充足婴儿吸不完时,应用吸奶器将剩余乳汁吸出,以免乳汁淤积影响乳汁再生,并预防乳腺管阻塞及两侧乳房大小不一等情况。如吸吮不成功,则指导乳母挤出乳汁喂养。乳母应戴上合适的乳罩,将乳房向上托起,防止下垂,以保证血液循环通畅和避免乳汁淤滞。

(二)产后应及时开奶

俗话所说的"开奶",是指产后第一次给婴儿喂奶。

用模拟示范或直接指导方法,协助早吸吮,一般在产后半小时内开始哺乳。产后哺乳是一种生理现象,产妇乳汁分泌量的多少,除了与乳腺发育的状况有关外,主要受脑下垂体的调节,婴儿吸吮乳头,可以刺激垂体释放催乳素,从而又刺激乳腺及乳腺管的肌上皮细胞收缩,促使乳汁输向乳管窦。吸吮乳头越早,次数越多越勤,这些激素产生得就越多,乳汁就越丰富流畅,婴儿就能充分吸吮。反之,开奶越晚,吃的次数较少,奶量就越少,以至回奶,想喂也喂不成了,实在是蛮可惜的。

此外,吸吮乳头也可使子宫收缩,减少产妇产后出血,促使子宫复旧;可以防止或减少新生儿生理性体重下降,增进母子感情。婴儿出生后立即投入母亲的怀抱,母婴皮肤的接触会使婴儿感受到母亲的体温、信息和爱抚,从中得到极大的满足,情感交流对开发婴儿智力是非常重要的。

产后 5 天内的初乳量较少,色黄且稠,切记不能将初乳挤掉,应让婴儿吸尽。因初乳含免疫球蛋白、白细胞等抗病物质,营养丰富,是最宝贵的。

开奶晚了对新生儿的健康是不利的。喂奶晚的新生儿黄疸较重;初生婴儿前两天不进食容易发生低血糖,使脑部受到损害;有的发生脱水热。因此,无论是白天或夜间,应按需哺乳,不定时,不限时,婴儿饿了就喂,母亲奶胀了就喂,间隔 1～2 小时哺喂一次,最初哺喂 3～5 分钟,以后逐渐延长到 15～20 分钟。

(三)保持乳汁排出通畅

产妇因内分泌的改变,使已经发育增生的乳腺开始分泌乳汁。产后 3 天内,因乳房的血管和淋巴管扩张充盈,使乳房膨胀且有些疼痛,触之有硬结,还可有轻度发热。一般产后 1 周左右乳腺管通畅后自然消失。

1. 乳房过胀的处理　如乳房过胀,疼痛剧烈和有发热时,应暂停哺乳,用乳罩或手将乳房托起,使血液循环和乳腺管保持通畅。还可以用下列方法缓解:①尽早哺乳,一般应在产后半小时开始授乳,促进乳汁流畅。②哺乳前热敷乳房 3～5 分钟,同时按摩乳房,轻轻拍打抖动乳房,可使乳腺管通畅,减少疼痛。③哺乳时先哺胀侧乳房,因婴儿饥饿时吸吮力强,有利于吸通乳腺管。④每次哺喂应让婴儿充分地吸尽乳汁,在哺乳的同时按摩胀侧乳房,增加哺喂的次数。每次至少哺喂 20 分钟,喂乳后充分休息。⑤轻轻地按摩乳房。方法是从乳房周围向乳头方向按摩,用手掌侧面轻轻按摩乳房,露出乳头,围绕乳房均匀按摩,每日数次,每次 5 分钟,可促进乳汁流畅。

2. 乳汁淤积和乳房疼痛处理

(1)因乳腺管阻塞,导致乳汁淤积,乳房充盈、胀痛。此时应协助护理,揉摩轻拍乳房,再挤出一定的乳汁,使乳晕变软,便于婴儿吸吮。一定要做到按需哺乳,才能使乳汁排空。哺乳结束后应佩戴合适的乳罩,改善乳房血液循环。

(2)乳房出现疼痛及小硬结时的护理。这是婴儿不经常吸吮或不能吸完乳房中的乳汁,乳腺管"堵塞",小叶的乳汁不能排出而积聚所致。因此,必须频繁哺乳,充分吸通乳腺管,使小叶乳汁排出通畅,处理方法同乳房胀痛。

(四)预防乳头皲裂

为了避免哺乳时乳头发生皲裂,乳母首先要取正确、舒适地喂哺姿势。

为了防止哺乳时发生乳头皲裂,在孕期就应加强乳头护理,每天用温开水擦洗乳头 1～2 次,使乳头表皮增生、变厚,并富有弹性,为产后哺乳做准备。哺乳后,不要让婴儿含着乳头睡觉,因为乳头长时间受婴儿唾液浸泡容易破裂。喂哺时,一定要将乳头及大部分乳晕含在婴儿嘴里面,乳晕在婴儿下唇外几乎看不到。婴儿吸吮正确时显得轻松、愉快,动作缓慢而有力,母亲不感乳头疼痛。每次哺喂婴儿时,先哺喂损伤轻的一侧乳房,且在婴儿饥饿前哺乳,因剧烈吸吮会加重乳头疼痛。哺乳完毕等婴儿自动放下乳头,不能用力强行拉出,以免导致乳头疼痛加剧。哺乳结束时挤出 1 滴奶在乳头上,等其自然晾干,有助于皮肤伤口愈合。禁止用酒精或肥皂清洗乳头。

如果乳头皲裂严重,必须注意预防感染。每次哺乳后应清洗乳头,于裂伤处涂抹乳头搽剂,如 10％复方安息香酸酊或 50％鱼肝油铋剂,也可用中药黄柏和白芷等量研成细粉,用香油调制后涂于裂伤处,并用消毒纱布或小毛巾盖在乳头上。在下次哺乳前,要把药物洗净。也可以用玻璃乳头罩进行间接哺乳,或用吸奶器将乳汁吸出再喂,待皲裂伤口痊愈后再直接哺乳。

如果发生了乳腺炎,要立即停止哺乳。乳汁充满乳房时要用吸奶器将乳汁吸净,吸出乳汁后可以缓解疼痛,减轻症状。吸出的乳汁,不得用以哺喂婴儿。同时要进行对症治疗,一般先局部冷敷;或用芒硝、薄荷各30克煎水湿热敷;并用抗生素抗感染。局部裂伤可涂金黄散及其他中药膏,如发生脓肿,则应手术治疗。

(五)及早矫正凹陷的乳头

矫正有缺陷的乳头,如扁平的、凹陷的乳头。这几种缺陷乳头,均会导致哺乳困难,严重的甚至无法哺乳,还可以造成乳汁淤积导致乳腺炎:对于扁平的和凹陷的乳头,应该在孕期就加以矫正,经常用手牵引乳头使之外凸;如果孕期矫正不好,可在产后通过婴儿吸吮进行矫正,还可使用玻璃乳头罩或吸奶器进行间接哺乳。也可采用以下方法进行处理:

1. 乳头伸展练习 将双手的拇、示指平行的放在乳头两侧,慢慢地由乳头向两侧外方牵拉,牵拉乳晕皮肤及皮下组织,使乳头向外突出。随后将拇指和示指分别放在乳头两侧,轻轻捏住乳头,将乳头向上纵形拉动,每次15分钟,每天2次。

2. 乳头牵拉练习 用一手托住乳房,另一手的拇指和中、示指将乳头提起向外牵拉,重复10～20次,每天2次。

3. 佩戴乳头罩 从妊娠7个月起佩戴,对乳头周围组织起固定的作用。柔和的压力使内陷乳头外翻,乳头经中央小孔持续突起。

4. 先哺平坦乳头 在婴儿饥饿时,先吸吮平坦的一侧,因为此时的吸吮力最强,易吸住乳头和大部分乳晕。

5. 哺乳前用抽吸法 用吸奶器或空针管吸乳头,使乳头突出,便于授乳。

6. 取坐位哺乳 哺乳时,乳母应取舒适放松的坐位姿势,湿热敷乳房3～5分钟,同时按摩乳房,刺激排乳反射,这样乳晕易连同乳头让婴儿吸吮在口腔内形成"长乳头",使吸吮成功。

用以上方法矫正乳头的缺陷时,动作一定要轻柔,以免损伤乳头的表皮造成损伤,引起感染。

(六)不能哺乳者的乳房保健

1. 母亲在什么情况下不宜哺乳 ①患结核病的母亲,尤其是结核活动期,不宜哺乳。否则,既有害婴儿健康,又不利于自己的康复。②产妇有严重的心脏病、肾脏病及糖尿病等,也不宜哺乳。因为乳母本身很虚弱,哺乳对于母婴的健康很不利。③患精神病者不应给婴儿哺乳,因为她无能力照顾婴儿,而且给婴儿带来危害。④患肝炎的母亲,可通过乳汁传播给婴儿,不利于母体自身的健康,母亲不可亲吻婴儿,更不能用嘴咀嚼食物喂给婴儿。⑤患甲亢、乳腺炎者不宜哺乳。⑥产妇分娩时阴道流血过多,以致身体虚弱,也不宜喂奶。⑦患急性感染疾病的母亲,在用抗生素类药物,如红霉素、林可霉素、氯霉素等时,应暂停哺乳。⑧产妇经常接触工业有毒物质,如有机磷、铅、苯、汞,以及塑料合成纤维、橡胶等,其乳汁中可能带有这些有毒物质,婴儿吸吮后有害健康。因此,上述病理情况不宜哺乳。

2. 不能哺乳的乳母应该回奶保护乳房 评估乳母不宜哺乳时,应尽量在产后48小时之内,遵医嘱用抑制乳汁分泌的药物,避免产妇经受泌乳、乳胀的痛苦。也可服用药物回奶,一般可用雌激素类药物,如乙烯雌酚5毫克,每日3次,连服3天。中药炒麦芽60克,水煎,每日1剂,分3～4次服。回奶期间,少饮汤水。乳房内有积乳块时,可用中药芒硝250克,装入纱布袋内,敷于两乳上,待芒硝吸收变成硬团块后取下,重新更换新芒硝外敷。

回奶的产妇切忌再让婴儿吸吮奶头,尤其是雌激素退奶者,乳汁中可含有激素,如雌激素到达婴儿体内,有引起女婴青春期阴道腺病的危险。且积存过久的奶水已发"馊",可引起婴儿腹泻。如奶胀严重,可热敷、拍打乳房或用手掌按摩乳房,也可用吸奶器吸出乳汁,避免引起乳腺炎等并发症。

六、科学哺育新生儿

(一)母乳喂养好

从胎儿娩出、脐带结扎后至满 28 天,称为新生儿期。新生儿期是胎儿出生后生理功能进行调节并适应宫外环境的时期。这一时期,新生儿的生长发育快而消化功能差,故应十分重视喂养的科学性。

新生儿期的重点保健措施是合理喂养。合理喂养的最好方式是母乳喂养。近年来强调产妇与新生儿的早期接触,并于分娩后半小时内开始哺乳。

1. 母乳喂养的益处

(1)母乳是婴儿最佳食品和饮料:母乳完全能满足出生 4～6 个月婴儿生长发育所需的全部营养,不必再添加牛奶、果汁,甚至于水。

(2)母乳能增强婴儿抗病能力:母乳中含有多种免疫物质,它们能增强婴儿抵抗疾病的能力。

(3)母乳中各种营养成分结构比例最合理:有助于婴儿的生长发育;同时婴儿的吸吮运动,能促进其下颌与牙齿的发育。

(4)母乳有益于婴儿大脑发育:母乳中含有婴儿大脑发育所必需的氨基酸。此外,哺乳过程中,母亲的声音、心音、气味和肌肤的接触都能刺激婴儿的大脑,促进婴儿早期智力发育。

(5)母乳喂养有益于母亲的健康:哺乳不仅可促进子宫收缩,减少阴道出血,还可降低患病率。

（6）母乳是廉价、方便的天然食品：母乳储存在人体内不变质且温度适宜，随需随吃，是婴儿最经济实惠的食品。

（7）没有人工喂养存在的缺点：人工喂养除不具备上述母乳喂养的优越性外，人工喂养婴儿的口腔运动截然不同于母乳喂养；婴儿还会出现乳头错觉，有拒奶、烦躁等现象，造成喂养的困难。

新生儿出生后半小时内，其原始吸吮能力最强。此时就与妈妈接触，吸吮妈妈的乳头，叫"早吸吮"。早吸吮有很多好处，能刺激乳汁分泌、帮助母亲止血、增进母子感情等。通俗地讲，"早吸吮"就是传给母亲大脑的一张"提货单"，通知"工厂的生产车间"快速产奶。若超过这一时期，导致延迟喂哺，会增加母乳喂养失败的可能。新生儿从温暖舒适的母腹中出来，对外界的寒冷和光线刺激很不舒服。因此，尽快满足宝宝的需求，把赤身裸体的小生命放入母亲的怀中。当宝宝听到母亲的心跳，感受着母亲的体温，闻到熟悉的气味，就会感到莫大的安慰，会产生再度与母亲结为一体的心理渴望。如果这个时候妈妈把乳头给他，小家伙一定会拼命地吸吮（图13）。虽然这个时候妈妈的乳汁还没有正式分泌，只有

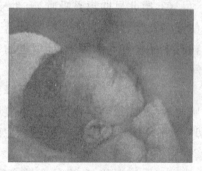

图13　寻找乳头

少许清稀的初乳，但他（她）此时最需要的不是乳汁，而是乳房！

2. 母乳喂养的相关知识　在分娩后的头几天，某些乳母因分娩的疲劳未完全消除，下奶少或下奶晚，以及新生儿体重下降，往往会出现烦躁、紧张、焦虑的心情，疑虑自己有无产生足够奶水的能力，能否承担哺育婴儿的任务。这时应多给产妇鼓励和支持，并尽早地让乳母了解早期母乳喂养的一些常见问题，消除她们的紧

张心理,才能使母乳喂养成功,并有一良好的开端。

(1)下奶需要过程:母亲一定要耐心等待。分娩后头几天所谓"空乳房"并不意味乳房内一点奶也没有。这时仍要让宝宝坚持充分有效地吸吮妈妈的乳头,以保证充分吸进初乳,也促进乳汁的分泌。

(2)初乳完全可以满足新生儿需要:婴儿是伴着水、葡萄糖和脂肪储存而诞生的。有些乳母担心自己的奶水量不够,孩子会吃不饱。其实婴儿在最初的3～4天里,只需要很少的营养,而且小家伙在出生之前,就已经把部分营养储备充足了。因此出生后,婴儿对低血糖的耐受能力是很强的。头几天少量初乳完全能满足婴儿需求。

(3)婴儿早期频繁吸吮,有助于尽早下奶:婴儿吸吮乳头可促使母亲乳汁分泌,让婴儿吸吮到营养和免疫价值极高的初乳,而且初乳中还含有导泻因子,能促进胎粪排出,降低新生儿黄疸的发生率。

(4)出生头几天婴儿体重下降是正常生理现象:只要坚持频繁吸吮,婴儿体重会很快恢复。恢复所需时间存在很大差异,足月儿10天平均体重下降不应超过出生时体重的10%;早产儿则14～21天,体重下降不超过15%。

(5)母亲紧张、焦虑的心情会影响排乳反射:母亲心情不好会推迟下奶。母亲应保持愉快的心情,拥抱和抚摸婴儿,通过目光和肌肤接触,增进母婴情感交流,促进下奶和婴儿情绪安定。

(6)母婴同步休息:新生儿生活往往缺乏规律性,母亲应尽量与婴儿同步休息,这样有助于消除疲劳和促进下奶。

(7)提倡母婴同室,按需哺乳:这可为母子创造便利的条件。

(8)不用奶瓶喂糖水和牛奶:因为奶瓶的橡皮奶头孔大易吸,与吸母亲奶头方式不同;吸了加糖的牛奶和水,就减少了新生儿吸吮母乳的要求,不利于母乳分泌和泌乳反射的建立。

(9)要有哺乳的信心:母乳喂养是一种易变行为,容易受周围环境的影响,需正确指导和不断给予鼓励。产前的培养与产后的不断强化非常重要。

应该这样说,母乳喂养是一种爱的付出与传递的过程。而事实上,前面所说的一切,都不足以打动一个心力疲惫的妈妈。这使母乳喂养的行为变得更为艰难。只有爱,无私的母爱,才能完成母乳喂养这一伟大的工程。下面有一组关于母乳喂养的描述,希望能与所有初为人母的妈妈们分享。

生物学家说:分泌母乳是所有哺乳类动物的本能。

医学家说:除非有疾病,每一位母亲都能喂饱自己的新生儿。

营养学家说:母乳是婴儿最理想的天然食品。

诗人说:上天赐给婴儿最珍贵的粮食,并将之藏在孕育者的身上,只有爱才能实现双方的渴望。

3. 乳汁的分类 母乳的成分随着产后不同的时期而有所改变,可分为初乳、过渡乳、成熟乳。

(1)初乳:产后7天内所分泌的乳汁称初乳。由于含有β-胡萝卜素,故色黄;含蛋白质及有形物质较多,故质稠。开始3天内乳房中乳汁尚未充盈之前,每次喂乳可吸出初乳2～20毫升。初乳中蛋白质含量比成熟乳多,其含量为成熟乳的数倍(初乳14.6～88.0克/升,成熟乳11.0～13.0克/升),尤其是分泌型免疫球蛋白A(IgA),曾被称为出生后最早获得的口服免疫抗体。脂肪和乳糖含量则较成熟乳为少。初乳对增强新生儿的抵抗力有十分重要的意义。可谓"过了这一村,就没有这一店"。若不让孩子吃初乳,将成为终身无法弥补的遗憾。现在母乳喂养已提前到母亲产后半小时开始,这样既可避免浪费极有营养价值的初乳,还能加强新生儿肠蠕动,促进胎粪排出,减轻新生儿黄疸的程度,对防止出生后的体重下降也有重要意义。

(2)过渡乳:产后7～14天之间所分泌的乳汁,称过渡乳。其中蛋白质含量逐渐减少,而脂肪和乳糖含量逐渐增加,系初乳向成熟乳的过渡。

(3)成熟乳:产后14天以后所分泌的乳汁,称为成熟乳。实际上要到30天左右才趋稳定。

(二)走出母乳喂养的误区

每年8月份的第一周为世界母乳喂养周。母乳喂养是婴儿要求食物、关爱与健康权利的保障。科学研究表明,母乳营养丰富,并可预防疾病,是婴幼儿的最佳食品;而且母乳哺育还有助于增强婴幼儿的疼痛耐受性及增进母亲的骨骼健康。但在现实生活中仍有不少母乳喂养的误区,现一一进行说明,提供妈妈们参考。

1. 开奶晚 多数婴儿出生后8～12小时,甚至四五天后才开始吃母奶。专家认为,新生儿降生后半个小时内就应吸吮母亲奶头,即使这时产妇没有奶也应进行充分吸吮。尽早建立催乳反射和排乳反射,促使乳汁来得早、来得多;同时也可以强化新生儿的吸吮天性。若开奶迟,即使仅延迟几个小时,也会增加母乳喂养失败的机会。早开奶还有利于产妇的子宫收缩,减少阴道流血,使母体更快康复。

2. 定时喂奶 一些年轻夫妇严格按照有些书上所述"每隔3小时给婴儿喂奶一次"的方法喂哺婴儿。而事实上多数临床专家主张采用非限制性喂奶法,或称"按需哺乳法"。即每当婴儿啼哭或母亲觉得应该喂哺的时候,即抱起婴儿喂奶。婴儿刚开始时可能吃奶次数很多,时间也无规律,但一般经过一段时间便渐渐会形成一定的规律。

3. 开奶前喂糖水 以前新生儿开奶前一般先喂糖水,以防新生儿缺水和低血糖,这种做法是错误的。正常婴儿在出生时,体内已贮存了足够的水分,足可维持至母亲来奶。如果在母亲来奶之前给孩子喂糖水则会影响母乳喂养。此外,糖比母乳甜,若喝惯了糖水,将降低婴儿对母乳的渴求,影响婴儿的吸吮力。

4.两次喂奶之间加喂水 母乳内含有正常婴儿所需的水分。如果婴儿看上去口渴,就应让其吸吮母乳,这不仅能使婴儿得到所需的水和营养物质,而且会刺激母乳分泌。因此,在婴儿4个月之前,纯母乳喂养小儿可不必喂水,除非大热天出汗多或服用药物时才需喂水。

5.怕哺乳影响体形美 这是不少年轻的特别是爱漂亮的母亲们的错误认识。她们担心哺乳后身体发胖,乳房下垂,影响体形美而拒绝哺乳。其实,妇女生育以后,不管是否采取母乳喂养,乳房都会有所改变。母乳喂养不但不会影响母亲的体形,还能促进母亲产后身体的复原,有利于减轻体重。乳母如果选戴合适的乳罩,断奶后乳房也会基本恢复到原来的形状。

6.过早进行人工喂养 乳母只要正确喂哺,在婴儿4~6个月内基本可以满足婴儿的全部需要。如果过早给婴儿添加牛奶或谷类食品,会使婴儿适应牛奶的味道,吸吮母乳次数减少,也会使母乳分泌减少,而且吃过多的牛奶或谷类食品还会加重婴儿胃肠负担,造成消化不良、腹泻或超重,影响婴儿健康。另外,乳房腺管较奶瓶乳嘴细,吃惯牛奶后就不愿意费力气吃母乳了。

7.断奶过晚 断奶过晚是我国农村普遍存在的问题。在人们的观念中认为,延长母乳喂养期可为婴儿提供丰富的营养,预防因断奶、食品的污染和配方不合理引起的腹泻等疾病及营养不良。事实并非如此,哺乳期过长会致小儿营养不良,也使孩子失去了学习探索新事物的机会。实验表明,哺乳时间超过12个月的幼儿不愿再多吃别的食物。一般来说,哺乳时间以11~12个月为宜。

(三)乳汁过少的对策

理论上讲,每一位妈妈的奶水都能喂饱自己的婴儿。但由于各种因素的影响,仍有相当一部分妈妈无法拥有足够的乳汁来喂饱自己的婴儿,而这一类妈妈母乳喂养的愿望却十分强烈。我们相信,真正无奶的妈妈只是极少数,绝大多数妈妈都有这个能力。只是完成这一过程,需要付出的努力更多一些。

1. 母乳是否足够的评价 通过观察婴儿喂养和排泄等情况,可知母亲的奶水是否足够。

(1)哺乳次数:出生后头 1～2 个月的婴儿,每天哺乳 8～10 次,3 个月的婴儿,24 小时内哺乳次数至少有 8 次。哺乳时还可听见吞咽声。

(2)排泄情况:婴儿每天可换 6 块或更多湿尿布,并有少量多次或大量一次质软大便。

(3)睡眠:在出生后头 1～2 个月内,两次哺乳之间婴儿很满足及安静。常见 3 个月婴儿在吸吮中入睡,直至自发放弃乳头。

(4)体重增加:每周平均增重 150 克左右,2～3 个月内每周增加 200 克左右。

(5)神情:可见婴儿眼睛亮,反应灵敏。

(6)母亲对乳房的感觉:哺乳前母亲乳房有充满感,哺乳时有下乳感,哺乳后乳房较柔软。

2. 母乳不足的解决方法

(1)查找导致母乳分泌减少的因素:详细了解母乳喂养中的不合理现象,如是否经常哺乳,添加糖水或牛奶等。寻找引起母乳不足的其他因素,如母亲和婴儿是否生病,母亲的乳头有否异常,喂哺技巧掌握的熟练程度,母亲的饮食、休息和对哺乳的信心。常见的引起奶水缺乏的因素有:喂哺姿势不良,乳头混淆,使用安抚奶嘴,用"乳头护罩",按时喂奶,婴儿安静、爱睡,喂奶的时间短,每次只喂一侧乳房,乳母饮食不当等,均可造成母乳分泌不足。

(2)促进乳汁分泌的措施

①增加对乳头的刺激。这是促进乳量增多最有效的方法。

②乳汁分泌量的多少与母亲情感等变化密切相关。必须多给母亲一些良性刺激,建立一个来自社会、家庭、亲朋邻里和医务人员的支持系统。鼓励和支持乳母树立信心、精神愉快。

③正确地掌握喂哺技巧。

④做好乳房保健,尽力克服因乳房因素所致乳量不足的问题。

⑤合理的营养和充足的睡眠是乳汁分泌的保证。

⑥勤于喂哺,尽可能地让婴儿吃久一些,试着抽出 24~48 小时的时间(如妈妈的奶水实在太少了,可抽出更久的时间)什么事也不要做,专心的喂奶和休息。一个爱困的婴儿是需要常常被吵醒和鼓励吃奶的。

⑦每次喂奶时,两侧乳房都喂,这样可确保婴儿充分获得母乳,同时充分刺激母乳的分泌。

⑧多吃流质或半流质食物,并吃多种营养平衡的食物,尽可能吃各种营养不同的天然食物。每次喂奶的时候,试着喝一杯水或果汁。

⑨充分的休息与放松。如果有了充分的休息与精神放松,那么很快就会使母乳分泌增多。休息时尽可能的与婴儿一起睡觉,或常洗个热水澡、听听轻松的音乐,也可试着每天抽出一点时间做自己喜欢做的事情。

(四)催乳膳食

1.食疗催乳法 产妇分娩后的食疗,也应根据生理变化特点循序渐进,不宜操之过急。尤其在刚分娩后,脾胃功能尚未恢复,乳腺开始分泌乳汁,乳腺管还不够通畅,不宜食用大量油腻催乳食品;在烹调中少用煎炸,多取易消化的带汤的炖菜;食物以偏淡为宜,遵循"产前宜清,产后宜温"的传统,少食寒凉食物;避免进食影响乳汁分泌的麦芽、麦乳精、啤酒等。如果妈妈乳汁不足,可以试试采用下面这些食疗方法催乳。

【丝瓜鲫鱼汤】

原料:活鲫鱼 500 克,丝瓜 200 克,黄酒、姜、葱、精盐各少许。

制作:活鲫鱼洗净,背上剖十字花刀,两面略煎后,烹黄酒,加清水、姜、葱等,小火焖炖 20 分钟。丝瓜洗净切片,放入鱼汤中,旺火煮至汤呈乳白色后加精盐,3 分钟后即可起锅。

功效:有益气健脾、清热解毒、通调乳汁之功。如根据口味和习惯,将丝瓜换成豆芽或通草,效果亦相仿。

用法:吃鱼,喝汤。

【清蒸乌骨鸡】

原料:乌骨鸡肉 1 000 克,党参 15 克,黄芪 25 克,枸杞子 15克,葱、姜、精盐、料酒各少许。

制作:乌骨鸡肉洗净切片,与葱、姜、精盐、料酒拌匀,上铺党参、黄芪、枸杞子,上笼蒸 30 分钟即可。

功效:主治产后虚弱,乳汁不足。

用法:去药渣,吃鸡肉。

【黄芪猪肝汤】

原料:猪肝 500 克,黄芪 60 克,黄酒、精盐等调料各少许。

制作:猪肝洗净切片,加黄芪、水适量同煮。烧沸后加黄酒、精盐等调料,再用小火煮 30 分钟。

功效:适宜气血不足之少乳者。

用法:吃猪肝,喝汤。

【花生炖猪爪】

原料:猪爪 2 个,花生 200 克,精盐、葱、姜、黄酒各适量。

制作:猪爪洗净,用刀划口入锅,放入花生、精盐、葱、姜、黄酒,加清水用武火烧沸后,再用文火炖至熟烂。

功效:对阴虚少乳者有效。

用法:吃肉,喝汤。

【母鸡炖山药】

原料:母鸡1只,黄芪30克,党参15克,山药15克,红枣15克,黄酒50毫升。

制作:母鸡洗净,将黄芪、党参、山药、红枣置入鸡肚,在药上浇黄酒,上笼蒸熟。

功效:用于脾胃虚弱少乳者。

用法:1～2天内吃完。

【煽腰花】

原料:猪腰子500克,黄花菜50克,精盐、糖、植物油各适量,姜、葱、蒜、生粉、味精各少许。

制作:猪腰子剖开,去筋膜臊腺,洗净,切块。起油锅,待油至九成热时放姜、葱、蒜及腰花爆炒片刻。猪腰子熟透变色时,加黄花菜及精盐、糖,煸炒片刻,加水、生粉勾芡,再加味精即成。

功效:有补肾通乳作用。

用法:佐餐食用。

【木瓜花生大枣汤】

原料:木瓜750克,花生150克,大枣5枚,冰糖2～3块,水2000毫升。

制作:木瓜去皮、核,切块。将木瓜、花生、大枣和水放入煲内,放入冰糖,待水沸后改用文火煲2小时即可饮用。

功效:增加乳汁。常吃木瓜能使肌肤光滑、白净兼能养颜。花生味甘、性平,有活血通乳、健脾开胃、润肺利尿的功用。

用法:饮汤,食木瓜、花生、大枣。

【甜醋猪脚汤】

原料:猪脚1只,冰糖1小块,生姜250克,甜醋适量。

制作:猪脚去毛后斩断,用沸水煮5分钟。将生姜刮皮、拍裂,连同猪脚放入瓦罐中,加甜醋。煮沸后,改用文火煲2小时,下冰糖调味即成。

功效:生姜含有的辣素,能增加消化液分泌,促进食欲。甜醋性味酸、甘、平,能散瘀止血、补血、强筋、健骨。产后血虚、食欲减退、手脚凉,用生姜、甜醋煲猪脚汤饮用,可增进食欲,兼能健胃散寒、温经补血,是产妇最佳滋补汤水。产后口苦、外感发热、阴虚者不宜饮甜醋猪脚姜汤。

用法:吃肉,喝汤。

2. 特效催乳膳食 哺乳期催乳民间有许多验方,食物中一般可用鸡、肉、骨头、鱼类熬汤饮用,也可配入枸杞子、当归、何首乌等中药,也有用花生、大豆与肉类共煮者。这里列举了一些民间常用的比较有效的催乳食谱,可供参考。其方中所用调味品,如精盐、姜、醋、糖等,视个人口味酌加。

(1)将章鱼150克洗净,切成鱼片;将猪蹄1只切成6~8块,与章鱼片一起放入锅中,加水淹没,用旺火炖至熟透即成。肉、汤同吃,服5~7次可见明显效果。

(2)将鲫鱼1条去鳞、内脏,猪蹄1只切成6~8块,一起放入锅中,加水炖至熟透即可。肉、汤同吃。

(3)取鲶鱼净肉300克,鸡蛋2个煮熟剥壳。将鱼、蛋放入清水中同煮至鱼熟透,吃鱼肉、鸡蛋,喝汤,服3~5次见效。

(4)将鲜虾150克洗净去壳,猪蹄1只切成6~8块,放入沙锅内用清水旺火炖熟,加入黄酒即成。肉、汤同吃,服5~7次见效。皮肤过敏者忌用此方。

(5)取花生仁100克煮汤喝,每日1~2次,连食用3~5日可见效。

（6）将胎盘1个（健康人胎盘）洗净，切成小片；将甲鱼肉150克切成小片。炒锅置旺火上，倒油，炒胎盘、甲鱼肉半分钟，加清水1000毫升烧煮片刻，一起装入碗内。放入蒸锅，用旺火蒸半小时即可食用。一般服5～7次可见明显效果。

（7）木瓜500克，生姜25克，洗净，加入米醋50毫升，放入沙锅炖40分钟后即可食用。

（8）取猪蹄2只，加当归15克，旺火煮开，文火炖至肉烂即可。吃肉、喝汤。

（9）取猪蹄2只，加花生仁、黄豆各50克，清炖熟烂后食用。

（10）取鸡爪10对，花生仁100克。鸡爪剪去爪尖，洗净下锅，加水、黄酒、姜片。煮30分钟后，放入花生仁、精盐，用文火焖煮2个小时，淋入鸡油即可食用。

（五）母乳不足时应怎样混合喂养

在母乳不足的情况下，可采取混合喂养。混合喂养有两种方法：①代授法：这一次完全喂母乳，下一次完全用代乳品代替，母乳与代乳品交替喂养。②补授法：每次先吃母乳，不够时再添加代乳品。两种方法由母亲根据情况选择，这样乳汁的分泌由于经常受刺激仍可维持。一般以代授法较优。混合喂养的喂哺次数与母乳喂养相同。同时还要根据不同的月龄进行各种辅食的添加，使营养素的摄入满足婴儿生长发育快的需要。

（六）哺乳的正确姿势

1. 母亲哺乳的正确姿势

（1）稳定婴儿头部和乳房位置：用手掌根部托住婴儿颈背部，四指支撑婴儿头部，另一手的四指和拇指分别放在乳房上、下方，柔和地握住乳房。

(2)含吮:使婴儿口腔对着乳房移动,将乳头从婴儿上唇掠向下唇引起觅食反射。当婴儿嘴张大、舌向下的一瞬间,柔和地将乳头引入婴儿口内(图14)。

(3)体位舒适:喂哺可采取不同姿势,重要的是让母亲心情愉快、体位舒适和全身肌肉放松,这样有益于乳汁排出。

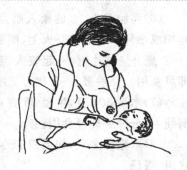

图14 哺乳准备

(4)母婴必须紧密相贴:无论婴儿抱在哪一边,婴儿的身体与母亲身体应相贴,头与双肩朝向乳房,嘴处于乳头相同水平位置。

(5)防止婴儿鼻部受压:须保持婴儿头和颈略微伸展,以免鼻部压入乳房下而影响呼吸,但也要防止头部与颈部过度伸展造成吞咽困难。母亲应将拇指和其余四指分别放在乳房上、下方,托起整个乳房喂哺。避免"剪刀式"夹托乳房(除非在奶流过急,婴儿有呛溢时),那样可反向推乳腺组织,阻碍婴儿将大部分乳晕含入口内,不利于充分挤压乳窦内的乳汁。

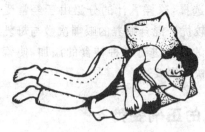

图15 侧卧位喂乳

(6)母亲喂哺常取姿势举例:①卧位哺乳,分为侧卧(图15)或仰卧位。②坐姿哺乳,椅子高度合适,不宜太软,椅背不宜后倾,否则使婴儿含吮不易到位。喂哺时母亲应紧靠椅背,促使背部和双肩处于放松姿势。用肘支托婴儿,还可在足下放脚垫,以帮助机体

舒适、松弛,有益于排乳反射不被抑制(图16)。③坐位"环抱式"

喂哺,适用于剖宫产及双胎婴儿,可避免伤口受压疼痛,使双胎婴儿同时授乳。

在喂奶的时候,母亲一定要用温柔的目光看着婴儿,千万别表情木然。产后第一天,母亲可能会感到身体虚弱或伤口疼痛,这时可选择侧卧位喂奶;选择坐位喂奶时,母亲应该舒适地坐直,背靠在椅子上,膝上放一个枕头,可抬高婴儿,承受重量。

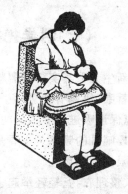

图16　坐位喂乳

2.婴儿吃奶的正确姿势

(1)正确的含接姿势:将乳头触及婴儿口唇,诱发觅食反射,当婴儿口张大、舌向下的一瞬间,即将婴儿靠向母亲,使其能大口地把乳头和乳晕吸入口内,充分挤压乳窦,使乳汁排出,有效刺激乳头感觉神经末梢,促进泌乳和排乳反射(图17)。喂奶结束,应将婴儿抱起靠在肩上,轻拍背部,让婴儿打嗝排出吸奶时吞入的空气,然后把婴儿放在床上,以侧卧位为宜,以免奶块呛入气管,引起窒息或肺部感染。

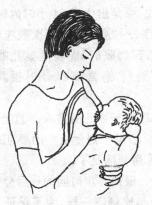

图17　正确含吮乳头

(2)与乳房紧密相贴:婴儿的嘴及下颌部紧贴乳房,身体紧靠母亲,即"胸贴胸,腹贴腹"。对刚出生的宝宝还应托着他的臀部。

(3)有典型的颌部动作:姿势正确时,颌部肌肉缓慢、用力而有节律地向后伸展运动,直至耳部。婴儿吃奶时,出现两面颊向内缩陷动作,说明婴儿含接姿势不正确。

(七)科学把握哺乳的次数与时间

新生儿喂养实行按需哺乳,不限时、不限量、不分昼夜,即婴儿想吃就喂,妈妈有奶就喂。最初几天,喂奶次数与时间应相对更多,以保证吸进足够多的初乳。

1.哺乳的频率 主要是根据婴儿和母亲的需要,没有固定的时间限制。如婴儿睡着,为喂奶可以唤醒。唤醒婴儿的方法,如换尿布、整理衣物、轻轻举起、刺激足底或耳垂。

(1)婴儿需要:婴儿饥饿时进行哺乳。

(2)母亲需要:母亲感到乳房充满时进行哺乳。

(3)一般喂哺新生儿的典型模式:一是出生后 24 小时内每 1～3 小时 1 次,可更多些。二是出生后 2～7 天内,喂奶次数应频繁些。当婴儿睡眠时间较长或母亲感到奶胀时,应唤醒婴儿喂奶。间隔不要超过 3 小时。三是母亲下奶后,通常每 24 小时授乳 8～12 次。

2.哺乳的持续时间 持续时间取决于婴儿的需求。①让婴儿吸空一侧乳房后,再吸另一侧乳房。②对个别食量小的婴儿或母乳量过多情况下,婴儿只吸吮一侧乳房便满足了。

一个乳房内完整的乳汁称全奶。根据排出时间的先后分前奶和后奶。由于两者营养物质的成分与比例不一样,为了保证婴儿吸进全面的营养,主张让婴儿吃"全奶"。前奶:哺乳开始时带水样的乳汁,含有丰富的蛋白质、乳糖、维生素、无机盐和水。后奶:哺乳终了时的奶白色乳汁,含有较多脂肪且占有乳汁总量的 50％以上。据报道,有效吸吮时,最初 4 分钟可获得 80％乳量,10 分钟时几乎达 100％。但每对母亲和婴儿有个体差异,喂哺时间过长或过短都应加强观察,以便及时纠正存在的问题。

3. 有效哺乳的判断　怎么知道孩子吃好没有?婴儿吃奶时听见吞咽声;两次喂奶间婴儿满足、安静;每天小便 6 次或以上,经常有软大便;产妇喂哺时有下奶感,喂奶后两侧乳房松软。

(八)特殊情况的母乳喂养指导

1. 产生乳头错觉时母乳喂养指导

(1)产生乳头错觉的原因

①人工喂养:产妇及家属对母乳喂养知识掌握甚少,认为最初几天无奶,爱子心切,不听从医护人员指导,在初次喂养成功后,怕婴儿吸空乳房还吃不饱,瞒着医护人员行人工喂养。导致其急于人工喂养的原因是,产前未按时做系统的孕期检查,未进行母乳喂养知识培训,不了解母乳喂养的好处,对母乳喂养信心不足,造成婴儿产生乳头错觉。

②母婴分离:母亲患妊娠合并症,如重度妊娠高血压综合征、先兆子痫、子痫、产后大出血、心脏病等,在救治过程中暂停母乳喂养;乳头扁平凹陷,母乳喂养难度大。婴儿方面,阿氏评分<7 分、早产、窒息儿在入新生儿科监护期间禁食或鼻饲,待恢复母乳喂养时产生乳头错觉。

③不恰当的喂哺:医护人员的知识、态度与行为直接影响着母乳喂养的成效。爱婴医院提倡早吸吮,24 小时母婴同室,按需哺乳,取消橡皮奶头与奶瓶等措施,认真落实各项措施是防止乳头错觉产生的关键。由于个别医护人员知识欠缺或责任心不强,未认真履行岗位职责,产后未及时指导产妇喂乳方法,致使开奶前喂水产生错觉;初次哺乳成功后,未再强化指导,中间又喂水而致产生乳头错觉等。

(2)乳头错觉的纠正

①及时发现尽早纠正：从调查情况看，有3次人工喂养即能产生乳头错觉，个别1次也产生了乳头错觉，说明母乳喂养是一种脆弱的易变行为，所以及早发现尽快纠正有事半功倍之效。将母乳喂养指导纳入护理考核评估中，尤其对夜间护理效果进行严格检查，发现不足及时处理，防止陷入因乳头错觉导致再次人工喂养的恶性循环中。

乳头错觉一旦产生，产妇也会有一定的心理障碍，感到苦恼焦虑，这种体验使母乳喂养信心更加不足。消除错觉的关键是医护人员的信心，只有医护人员有信心才能坚定产妇的信心。指导时倾听她们的述说，理解其感受，分析产生乳头错觉的原因，讲明吸吮反射是一种本能，孩子一定会吃并且喜欢吃母亲乳汁的。错觉的纠正有利于孩子的健康成长，从而坚定产妇的母乳喂养信心，取得产妇及家属的配合。例如，有一新生儿产生乳头错觉后，触及母亲乳头即哭闹，哭闹一会又安静入睡，一旦触及又哭闹，如此反复5次，喂哺指导长达1小时，婴儿因哭闹拒食而面色潮红，但护士对孩子关怀备至，一哭即抱入怀中轻拍其背抚慰，让产妇不要着急，放松身心休息，并反复讲明人工喂养的不利之处，母乳喂养的好处，因此产妇及家人积极配合，终使婴儿含接吸吮成功。

②指导技巧：乳头错觉的纠正，要在婴儿不甚饥饿或未哭闹前指导母乳喂养，通过换尿布、变换体位、抚摸等方法使婴儿清醒，产妇以采取坐位哺乳姿势为佳，可使乳房下垂易于含接。

一是对张嘴待乳汁流入再吞咽或触及乳头即哭闹的婴儿喂养的指导：采取先挤出少许乳汁至婴儿口中，在吞咽时一般会产生闭嘴吸吮动作。还可将母乳挤出或用库奶装入塑料袋或瓶中，通过塑料管将一端放在母亲乳房上，开口靠近乳头，在含接成功后挤出少许奶液，诱发婴儿吞咽吸吮动作，逐步达到婴儿主动吸吮。无上述条件时也可一人协助含接，另一人用小匙将少许乳汁或水顺乳晕流向乳头至婴儿口中，诱发吞咽反射使吸吮成功。

二是对撮口吸吮婴儿喂养的指导:撮口吸吮多因小匙喂养引起,乳头触及口唇时嘴不张大,出现闭嘴吸吮动作,有时发出很响的抽吸咂嘴声。我们采取轻弹足底,在婴儿张嘴欲哭时,将乳头及大部分乳晕迅速放入其口中,使婴儿产生有效吸吮。

2. 母婴暂时分离时的喂养指导　母乳中含有丰富而比例适当、易被婴儿消化吸收的营养和免疫物质,且含有十分充足的水分,是任何乳品所不能媲美的。生病的婴儿更需要母乳营养的支持,有益于疾病的治疗和病体的康复,尤其是消化道和呼吸道疾病。母亲生病时所产生的抗体,在哺乳过程中通过乳汁带给婴儿,可保护婴儿免受感染。因此,当母婴生病时,除绝对禁忌证外,要给予鼓励、支持和耐心指导,促使母乳喂养继续进行。

(1)早产儿或新生儿与母亲分离时

①建立简易奶库:帮助母亲在分娩后 12 小时内首次挤奶,刺激下奶,指导母亲掌握采集母乳的方法和步骤,定时挤奶送医院奶库贮存,专供自己婴儿喂养。

②忌用橡皮奶头:按不同胎龄等情况,选用鼻饲管、滴管、小杯或小匙喂养婴儿。

③增加母婴间接触:鼓励母亲看望和抚摸婴儿,或母亲随婴儿住院,增加母婴之间情感联系,促进乳汁分泌。

④改革新生儿科病房陪伴制度:允许母亲在病房内随时喂哺自己的婴儿。

(2)母亲因工作而与婴儿分离时

①建立哺乳室:有女职工的单位,应建立哺乳室,母亲们可在工作时间内,定时喂养自己的孩子。在哺乳室内,母亲们还可互相交流体会和传递哺乳经验。

②建立家庭化简易奶库

条件:一是单位和家庭应有可贮存的冰箱。二是有成人在家里照料孩子。三是备有消毒大口瓶(100～200 毫升)若干个。四是母亲受过采集乳汁的指导。

步骤：一是上班前喂奶1～2次。二是带上贴有标签的大口有盖消毒瓶3～4只。三是工作时,每3小时挤奶1次,写上名字、日期、时间后随即贮入4℃冰箱。四是下班后,用手提式保温箱将挤出的奶带回家贮存冰箱里,供次日喂养婴儿(按挤出奶的先后)。五是回家后,尽量频繁哺乳,尤其要坚持夜间哺乳,弥补白天刺激乳头不足的现象。在相同吸吮情况下,夜间所释放的催乳素比白天多,可以使工作母亲的乳汁分泌量完全满足婴儿需要。

(3)母亲住院与婴儿分离时或婴儿生病住院时

①开设母婴病房。

②定时挤去乳汁。母亲因服特殊药剂或其他原因暂时不能喂养时,必须定时挤掉乳汁,以防乳汁枯竭而影响病愈后继续哺乳。

3. 人工挤奶的指导

(1)目的:①喂养低体重儿。②解除奶胀。③在母亲或婴儿生病时保持奶量。④母亲外出或工作时,留给婴儿。⑤减轻漏奶。

(2)挤奶前准备:①清洗双手并用清洁水轻擦乳房。②使自己处于愉快的环境,多想有关婴儿令人喜悦之事,以利排乳反射。③湿热敷双侧乳房3～5分钟,轻轻按摩乳房。④乳母身体略向前倾,用手将乳房托起。

(3)挤奶部位和手法:①将大拇指和示指相应放在乳晕上、下方,用大拇指和示指的内侧向胸壁处挤,必须挤压乳头后方。这样就能挤在乳晕下方的乳窦上。②有节奏地挤压及放松并在乳晕周围反复转动手指位置,以便挤空每根乳腺管内的乳汁。③为保持乳汁分泌,母亲经常或尽可能多地挤奶,对低体重儿每天要挤8次或8次以上。

(4)储存挤出母乳的一般准则:①母亲在挤奶前必须洗手。②选择容器,直接挤入一个很清洁能加盖的容器。足月婴儿最好用清洁、厚实的塑料或玻璃容器(容器应用热肥皂水洗,再用热水彻底冲洗);早产、患病婴儿推荐用消毒的、厚实的塑料或玻璃容器。③母乳一经挤出后,应即盖上容器并浸入盛冷水的碗中1～2分钟,然后贮放到冰箱中最冷处(不能放在冰箱门区)。④贮存的母乳量最好相当于孩子吃一次的奶量,每个容器上贴上标签,写上姓名、日期、时间和奶量,如果要冰冻应在容器内留有空隙,防止奶冻结后膨胀溢出。⑤储存时间不可过久(见下表)。⑥温热奶时,将奶放在盛有温水的碗中,不要放在炉子上或直接在炉火上。⑦脂肪可能分离出来似珠状,故应将奶轻轻摇匀使脂肪和其余液体再结合。⑧先用贮存期最长的奶。

母乳储存时间表

储存方法	喂足月婴儿	喂早产、患病婴儿
室温	8 小时	4 小时
冰箱	48 小时	24 小时
冷冻箱(双门冰箱)	3 个月	3 个月

4. 早产儿喂养的指导　早产儿主要是孕育时间不足,各器官形态及生理功能尚未成熟,生活能力弱。合理喂养对提高早产儿的存活率至关重要。其理想的营养是既足以使早产儿的生长速度达到宫内生长曲线水平,又不损伤其消化系统。

(1)母乳喂养:母乳是早产儿的最佳营养来源。早产儿母乳较足月儿母乳的蛋白质含量高、乳糖低、脂肪低,无机盐中钠、锌含量多,抗体亦高于足月儿母乳,更适于其生长发育需要,促进消化功能及增加免疫力。但有报道,极低出生体重儿母亲的成熟乳不能满足其生长发育需要,需在母乳中强化人乳提纯的蛋白质、维生素D和钙、磷、钠。若因母乳不足或某种原因不能母乳喂养,则可混合喂养或人工喂养,但应注意代乳品的渗透压不应超过460毫渗克分子量/升(mosm/L)。渗透压过高易发生坏死性小肠、结肠炎。早产儿特定的配方乳为最佳,开始配乳时稀释一半,3～7天逐渐喂全配方奶。

（2）早产儿早期母乳喂养的指征

①胎龄：通常自受孕那天算起满32周或大于32周。

②早产儿状况：能协调地吸吮和吞咽，临床情况稳定，哺乳中偶尔伴发呼吸暂停和心率减慢。

③清醒：能观察到有清醒状态，已具备可以喂养的体征。

④参考体重：体重不是评价早产儿是否有吸吮能力的精确标准，因为早产儿各有不同。

（3）喂奶的过程应注意的事项：①在早产儿啼哭前喂乳，可以避免啼哭引起的能量消耗。②用手托起乳房和婴儿的下颌，这是一个很有用的姿势。③避免颈部的伸直，因为这限制了吞咽时的肌肉运动。④嘴唇要凸出来（嘴张开时就像鱼的嘴唇那样）。⑤舌头卷起来像汤匙在下齿龈上来回运动。⑥挤出乳汁在乳头上鼓励婴儿吸吮。⑦有规律的快速吸吮→减慢速度，吸了几口→吞咽→呼吸，再重复，在喂哺开始阶段，很好地建立这个程序。⑧因为早产儿很容易吞入空气，要经常拍背使他打嗝。⑨常由于肌张力的低下而喘不过气来和噎塞。这时可改变婴儿的体位，使颈后部及咽喉部高于乳头；或母亲向后倾斜可减慢乳汁流到咽壁的速度。⑩持续地观看婴儿的反应，如疲劳和过度兴奋。

（4）静脉内营养：低体重儿经口喂养热能及水分达不到要求时，可用静脉内营养补足，或全静脉内营养。全静脉内营养的早产儿应尽早恢复经口喂养，以促进胃肠道成熟和减少静脉营养合并症。

（九）乳汁过剩的处理

一般认为，怀孕期间乳房逐渐发育，尤其是乳晕又大又黑又发达的人，通常产后分泌母乳量多的可能性较大。也有的人怀孕期间乳房不发育,直到宝宝出生后才急速增大而分泌出乳汁。所以不能一概而论。

1. 泌乳分型

(1)分泌不全:是指一次授乳未达宝宝所需量的一半。因为分泌量无法急速增加,所以要勤于按摩乳房,进行充分有效的吸吮以促进乳房泌乳。

(2)分泌不足:是指略少于宝宝一次所需的授乳量。只要努力按摩乳房就可使分泌量增多。

(3)分泌充足:是指分泌量正好够宝宝所需量。这是最理想的状态,不需特殊处理。

(4)分泌过多:是指宝宝已经吃饱,但乳房内还存有大量的乳汁,可以挤出 200～300 毫升多余的乳汁。泌乳过多,妈妈的营养会大量损失,乳母会变瘦而显得心神不宁。为了不使这种情况发生,分泌乳汁过多过剩的人一定要赶快抑制母乳分泌。

2. 乳汁分泌过剩的处理

(1)停止按摩乳房:用压迫带缠于胸部,抑制乳房血液循环。

(2)喷乳反射过强的处理:①喂奶前挤出乳汁。②避免乳房过胀。③哺乳前、哺乳中用冷敷法。④用手指像剪刀式夹住乳房,减慢乳汁流速。⑤躺着喂哺或将婴儿背向上躺在母亲身上,利用重心帮助减慢排奶速度。

七、新生儿护理

胎儿从出生后到 28 天内为新生儿。新的生命来到家庭中,带来欢乐也带来责任。为了小宝宝能够健康成长,首先应当创造一个适宜的环境,如清洁干净的房间,良好的通风换气,维持室温在 22℃～26℃,保证新生儿体温在 36.5℃～37℃间。其次为比较脆弱的新生命提供恰当的保健与护理,帮助新生儿适应外界环境。通过精心护理、正确哺育、严密观察新生儿的反应与变化,使新生儿与家庭成员建立亲密的感情交流并健康成长。保健与护理的要点分述如下。

(一)脐带的护理

新生儿出生后,脐带经消毒和丝线结扎止血,也有用脐带夹、气门心、血管钳等方法结扎脐带残端的。这些方法都能使脐带残端脱落快,减少脐部感染的机会。不同的医院所采用的脐带残端处理方法可能不同,难以区分何种方法最好。原则上是脐带残端脱落快、脐部不感染、易于观察与护理就好。

每天为新生儿更换衣服、尿布、护理皮肤时,应注意保持脐部的干燥与清洁,观察脐部有否发红、潮湿、分泌物增多的情况。有问题应与社区医疗保健机构的医护人员取得联系以便得到指导。脐部禁用消毒粉剂,也不宜用龙胆紫液,以免掩盖真相妨碍观察。

如无特殊问题,每天可用消毒棉签蘸酒精涂搽脐部,具有消毒及保持干燥的作用。不要用手指或未经消毒的物品直接接触脐部,以免造成感染。

脐带残端脱落后,脐部感染发炎机会减少,但仍应注意局部清洁,2天内无渗出物可行盆浴。

(二)眼耳口鼻的护理

1.眼 眼睛是心灵的窗户,也是宝宝和外界交流感情的最重要渠道。因此要倍加爱护。

新生儿眼睑处可以看到微小出血点是分娩过程中形成的,将逐渐自行消退。在娩出过程中,新生儿的眼睛易被产道中的分泌物和微生物污染,故产后应给新生儿眼内滴入 0.25%氯霉素眼液,以防止发生眼部炎症。如发生感染,眼部有黄色分泌物,严重的有红肿和发热,应及时就诊以免损害或影响视力。新生儿洗脸的毛巾、脸盆均应与其他人的分开专用,并常洗晒消毒,以免发生交叉感染导致沙眼、结膜炎。注意避免用不清洁的物品、手等直接接触新生儿的眼部。

新生儿眼睛发育还未成熟,有一个生理性远视过程,有时眼球运动不协调或有生理性斜视,一般在 2～4 周时这些情况消失。新生儿睡房内光线应柔和,不可用太大的灯泡,以免造成强光刺激。新生儿晒太阳时注意遮盖,保护眼睛。不应在婴儿床上方固定悬挂玩具、饰物,以免影响宝宝眼球运动的发育。

2.耳 新生儿中耳鼓室尚未充盈空气,加之耳道中可能有少量羊水存留,所以听觉开始时不灵敏,多在 2～7 天开始有听觉,至 2～4 周已能较专注听外界声音。新生儿轮流两侧侧卧有助于耳道中羊水流出,此时可用消毒棉签擦净。注意耳部清洁,喂奶或新生儿呕吐时避免乳汁流入耳道,否则可能造成耳内的炎症感染。更不要挖宝宝耳道,以免发生中耳炎。

3.口 新生儿牙龈上可见黄色小颗粒,俗称马牙;颊部两侧各有一个隆起的脂肪垫,俗称螳螂嘴。这两者均不应挑破,以免引起感染发炎。脂肪垫的形成,有利于新生儿吸吮哺乳。

新生儿口腔黏膜薄而娇嫩,如用纱布、毛巾用力揩拭极易造成损伤。清洁口腔时,可用消毒棉签蘸温开水轻擦。

4. 鼻 新生儿鼻尖、鼻翼处常有黄白色小粟粒疹,由皮脂腺分泌积集而成,脱屑后自然消失不必处理。注意保持鼻部清洁,如有黏稠分泌物堵塞可用蘸温开水的湿棉签轻轻除去。未经医嘱不应使用滴鼻剂,以免造成有害后果。

(三)如何给宝宝洗澡

新生儿出生后即可洗澡,开始均应由护士进行,家属及初为人母者应在旁认真观察学习,逐步在医护人员指导下实际操作到切实掌握要领。

新生儿洗澡的房间应将温度控制在 24℃～26℃间,水温应调在接近新生儿体温的 37℃。洗澡时间应在新生儿哺乳之前,以免洗澡过程中发生吐奶现象。洗澡前应将干净的衣物、尿布等准备好,冬天时可适当预热,使衣物、尿布温暖。

1. 洗澡操作要领 ①左手托起新生儿背部,右手拇指与中指分别将新生儿两耳耳郭向前压以遮盖外耳道,防止水入耳道内造成中耳炎。新生儿可置浴垫或浴盆内。②右手持洁净柔软小毛巾蘸水,轻轻擦洗面部。用婴儿洗发液洗净头发。③再将左手拇指轻握新生儿右肩关节处,其余四指轻握上臂近腋窝处,使新生儿俯伏在操作者的左前臂上,依次洗净颈后、背部、腋窝、臀部、下肢。④右手握新生儿左肩关节翻转新生儿使仰卧于操作者左前臂上,左手握住新生儿左肩,依次洗净胸腹部、左腋窝、右臂、会阴。⑤将新生儿抱起放于大浴巾上,擦干全身后,扑以婴儿爽身粉于腋窝、颈部、臀部之皮肤多褶皱处,脐窝处以消毒棉签蘸 75% 酒精涂搽。

2. 注意事项 操作过程动作应轻柔,尤应注意不可松手滑脱使新生儿跌落。洗澡房内地面应注意防滑,以免在行动时跌倒造成宝宝外伤,这些都是时有所闻而不应发生的意外伤害。

(四)皮肤的护理

　　新生儿皮肤娇嫩,易受汗水、排泄物、奶汁、灰尘、不洁物品的刺激造成皮肤的损害或过敏反应,甚至糜烂或发炎。多发生于面颈部、腋窝、腹股沟、会阴部等多褶皱处,成为病原体进入新生儿体内的门户。

　　新生儿皮肤角质层较薄,血管丰富,有较强的通透吸收能力,易受外力损伤而发炎;又易吸收化学物质或受刺激。因此,新生儿的衣物均应干净柔软,宽松适当,不可有过多的褶皱与接缝,避免造成压迫与擦伤。清洁新生儿皮肤应用中性皂或婴儿专用皂,不可使用成人香皂或药皂。清洁后可涂抹婴儿润肤露以减轻皮肤表面摩擦。非经医嘱不要随意给新生儿使用药膏,对含有激素或刺激性较强药物尤应注意。外用药亦应在医护人员指导下使用。

　　新生儿皮肤的汗腺、皮脂腺分泌旺盛,以头面部为甚。如不经常清洗就易与灰尘、脱落表皮、细胞等形成一层痂皮,此时不要用手撕去,以免损伤皮肤;要用消毒过的植物油涂抹在痂皮上使之软化,再用温开水洗净。

　　如室温过高或衣被过多,保暖过度,新生儿汗腺分泌过旺就会出现许多红色小疹子,多见于面部和胸、背处。只要适当调节室温与衣被,保持皮肤清洁,经常洗脸洗澡,无需特殊处理多能自行好转。有时在小疹子基础上可出现小脓疱,可用消毒棉签蘸活力碘液擦拭除去即可。如脓疱较大较多时,应及时就诊。

（五）勤抚摸以关爱宝宝

抚摸新生儿的皮肤是人类古已有之的一种爱抚行为,老百姓对此类行为也习以为常,视为当然。但既往大多视为是对幼小生命亲密的感情表示,到 20 世纪 80 年代,有学者对此进行研究发现,抚摸和按摩还有利于婴儿的发育,增强免疫力和应激能力,促进消化与吸收,改善睡眠,减少不安和哭闹,有利于健康成长。尤其是增进家庭成员与宝宝的亲情交流,促进感情的建立,对婴儿心理健康成长有非常积极的意义和价值。皮肤是婴儿面积最大的体表感觉器官,是中枢神经系统最基本的外感受器,对皮肤的抚摸可以促进神经系统的发育,减少行为异常的发生。国内外许多动物实验与临床观察研究都证实,抚摸时的生理反应机制十分复杂,它对生存是一个必不可少的生理适应性的反应,是人类的一种基本需要。

1. 抚摸的注意事项

（1）哺乳 1 小时内或婴儿烦躁、疲劳时均不宜进行抚摸。

（2）脐窝未闭的新生儿不宜抚摸腹部及躯干。

（3）对早产儿及患病儿的抚摸应在医护人员指导、示范下进行。抚摸必须洗净双手,手要温和,动作轻柔。

（4）对躯干、四肢的皮肤直接抚摸应涂抹适量的婴儿油,避免皮肤损伤。抚摸要有适当力度,过于轻柔的抚摸会像挠痒痒反而使婴儿不适,引起反感。最好在洗澡后更衣时进行。

（5）抚摸中注意婴儿的反应,及时调整抚摸的方式与力度。对出现哭泣、肌肉紧张、活动兴奋性增加、不安、皮肤颜色或唇及唇周颜色变化、呕吐等情况之一种或多种者,应停止在该部位继续抚摸,如上述症状持续 1 分钟以上,应完全停止抚摸。

2. 抚摸的部位

(1)日常最多的是对新生儿头部、面部、颈部、手足的抚摸。事前大人应洗净双手,手上涂抹适量婴儿油再进行。面部可用两手拇指从前额中间向两侧滑动;或从下颏中央向外向上滑动。

(2)对躯干、胸腹的抚摸开始时应在医护人员指导下操作,以保证安全。

(六)女婴阴部护理

新生女婴开始仍受自母体的性激素的影响,小阴唇略呈肿胀、突出,阴道内分泌物较多,呈乳白色或半透明糊状。数天后新生女婴体内性激素量减少,有时可发生阴道内少量出血。此时不必担心,常在数天后消失,不会再重复发生,注意会阴部清洁即可,无需用药或特殊处理。

1. 一般护理 女婴阴部护理主要是保持女阴局部清洁。尿布应勤换、勤洗、勤晒,尿布洗涤时要充分清洗,以免残留有刺激性的洗涤剂或肥皂于晒干的尿布上,刺激阴部皮肤。尿布应柔软、吸水、通气性好。

2. 及时更换尿布 及时更换尿布,以免新生儿的尿液、粪便较长时间的浸渍,刺激会阴部皮肤、外生殖器,造成炎症感染或化学性刺激,这一点十分重要。尿布湿了会刺激新生儿啼哭,这是一个信号。

正常新生儿出生后6小时内会排尿,出生后10～12小时开始排出暗绿色稠糊状胎粪,3～4天后转为过渡性大便。排出大便有的是多次少量,有的是1～2次较大量,质软。更换尿布是观察新生儿大小便是否正常的极好机会。

通常新生儿如无腹泻,每天应更换尿布6～8次,如有腹泻应增加次数。尿布更换不及时,常会造成红臀或尿布性皮炎。

大便正常女婴,每次换尿布时用温水及婴儿肥皂洗净外阴。擦洗应由前向后,依次擦洗尿道口、阴道口及肛门周围,冲洗后用软浴巾擦干,保持外阴干燥。

腹泻婴儿应在每次大便后用温水洗涤外阴,擦干后可涂以婴儿油或消毒的植物食用油,保护会阴皮肤。

3. 清洗用具专用 如毛巾、水盆应专物专用,不要多人混用,还应定期洗晒消毒,以防交叉感染。家中有感染性传播疾病者,尤应注意隔离,女婴感染淋病或尖锐湿疣的病例亦有报道。

(七)新生儿睡眠体位

新生儿最初几天中,应该侧卧以避免吸入呕吐物或溢乳。此后可以仰卧。对有头面部畸形的新生儿,如唇腭裂的,或有胃反流、呕吐的新生儿均应取侧卧位,不能仰卧,以免发生吸入性肺炎或窒息。

侧卧位或仰卧位符合我国传统习惯。西方传统上多使新生儿、婴儿取俯卧位,但是到20世纪90年代初期许多学者研究证实,新生儿采取俯卧位,发生婴儿猝死综合征的几率增加。而且指出,仰卧位并不会增加上呼吸道阻塞或吸入性肺炎的发生率。现在,儿科学会(如美国等)推荐正常新生儿应取侧卧位或仰卧位睡眠,避免俯卧位。这与我们国家采取的新生儿睡眠体位完全相吻合。

另外,新生儿的床垫不可过于松软,婴儿面部不能朝下俯卧,这样极易酿成缺氧,十分危险。在侧卧位、仰卧位时也应注意,被子盖得不可过多过重,要露出其头面部,切忌将新生儿蒙头盖住,以致造成缺氧、窒息,如不能及时发现,贻误抢救时机,这种情况称为"蒙被综合征",在严寒的冬季中,室内保温条件较差的家庭时有所闻,不可不慎。

(八)仔细观察新生儿反应

1. 观察生理性黄疸　新生儿出生后的生理与宫内胎儿阶段有很大的变化。在宫内阶段吸取氧气与营养均通过母体；出生后则一切依靠自力更生，但有一个逐渐适应的过程。因此，可能出现一些新生儿所特有的现象。

新生儿生理性黄疸就是新生儿特有的现象之一。由于新生儿红细胞较多，红细胞寿命比成人的短，血红蛋白的分解使新生儿血中胆红素增加；还有小部分血中胆红素来自肝脏及骨髓。正常新生儿每天每千克体重可产生 6～10 毫克的胆红素，而成人每天每千克体重产生的胆红素为 3～4 毫克。加之新生儿肝脏功能尚不完善，肠道内还无细菌，所以新生儿体内胆红素的结合、转运、代谢、排泄，还存在不够完善与不足之处，使新生儿血液中胆红素浓度较高。由于不像在胎儿期那样可经由母体排泄，大多数足月新生儿在第 1 周内血清中非结合胆红素超过 34 毫摩/升；尤其出生 3 天高峰时可达 102～137 毫摩/升，此后逐渐下降。新生儿在血清胆红素超过 86 毫摩/升时可出现黄疸，在胆红素浓度降低后消退。此一现象称为新生儿生理性黄疸。

(1)新生儿生理性黄疸的特点：①出生后 24 小时以上才出现黄疸。②黄疸色度与程度上较轻，多为浅杏黄色。③生理性黄疸在产后 1 周之内开始减轻，2～10 天内消退；早产儿可能延迟数天。④无其他系统症状，如强直性痉挛等。⑤实验室检查血清胆红素应<205.2 毫摩/升(12 毫克/分升)，以非结合性(间接)胆红素为主。

(2)治疗

①生理性黄疸无需治疗：但要加强观察，注意黄疸程度的变化及有无其他方面症状。对于出生后 36 小时前就出现黄疸，且发展

快,出现贫血者;黄疸呈绿黄色或橘黄色、深黄色、暗黄色;黄疸持续8天以上者;有病的未成熟儿等,均应考虑为病理性黄疸,应及时就诊,进行有关的实验室检查以明确诊断。

②病理性黄疸应积极治疗:病理性黄疸多由于溶血性、肝细胞性、先天性胆道畸形或药物、感染、缺氧等引起。必须明确病因,及早治疗,以免发生核黄疸,即未结合胆红素。因其易弥散入脑造成损害,使新生儿出现嗜睡、吸吮无力、痉挛、发热等;远期可造成耳聋、智力发育迟缓的后遗症,为优生大忌。因此,对新生儿黄疸的观察应仔细、谨慎,如有任何疑问,应及时与医生护士取得联系,以免贻误。

2. 观察新生儿体重变化　　新生儿在适应宫外环境变化而生存的过程中,一个常见的表现是体重的减轻,同样值得仔细观察。胎儿在宫内时每天所需营养由母体相对稳定的持续提供。新生儿大都能迅速适应间歇式喂哺母乳以获取所需营养素与水分。但在早产儿或病理情况下,则可能影响喂哺、消化吸收与利用,或是所需要的量增加。

(1)体重下降的程度:足月新生儿在最初10天内体重下降可为其出生时的5%～8%。如喂哺良好,在10天时可恢复至出生时的体重,此后生长迅速。早产儿则丢失体重更多,可达出生时的10%～20%,恢复亦较慢,甚至需数周时间。新生儿所丢失的体重大部分为水分,因为新生儿皮肤娇嫩,通透性大,而且体表面积较大,代谢旺盛,所以由皮肤、呼吸所排出水分较多;加之肾脏再吸收功能还不够健全,在出生后3～5天之内有一个生理性多尿期。以上两种情况可以使足月新生儿损失的体液总量达到其出生体重的5%～8%。早产儿或病理新生儿接受治疗的,损失水分更多,恢复更慢。在环境温度过高、湿度较低时,也会增加水分丢失量。对新生儿过度保温,如室温过高,穿盖过多时,就会增加新生儿脱水的风险。

(2)体重下降的反应:过分脱水的新生儿可出现皮肤弹性差,前囟张力不好而凹陷,黏膜干燥,精神差等。为防止新生儿过分丢失水分与体重,应注意母乳喂养。足月新生儿在出生后1周内,每千克体重每天需哺乳150毫升;体重过低早产儿则需200毫升以上。

注意观察大小便的量,有条件者可定时测量(1~3天)新生儿体重的增减变化,每周测量身长、头围各1次并予以记录,如有疑问应与医护人员联系,调整喂养与护理,促进新生儿健康发育。

3. 其他项目观察 父母不仅是欣赏新生宝宝什么地方长得像父亲,什么地方像母亲,更要善于对新生儿察颜、观色、听声、辨症,从细微之处及时观察到新生儿的健康或疾病,安宁或烦躁,满足或不适,及早发现问题便于防治。

(1)皮肤颜色:新生儿皮肤颜色,特别是面部、唇周的颜色是其循环、呼吸等系统功能的重要表现。如出现紫绀、苍白的颜色,可能是心肺疾患的征象。如皮肤、巩膜出现黄染,应注意是生理性或病理性黄疸,不可掉以轻心。

(2)呼吸情况

①呼吸频率:新生儿呼吸通常是40~60次/分钟,呈间歇性呼吸,即在相当规则的呼吸1分钟左右,而后有5~10秒钟的短暂不呼吸,属于正常的生理现象。如新生儿在一段时间内完全无呼吸,皮肤颜色由正常的粉红色变成不同程度的青紫或苍白,则为呼吸暂停,是一种不正常的病理现象。

②呼吸表现:正常新生儿呼吸时,吸气与呼气的时间大致相等,而且应该没有呼气性呻吟声,少有或没有鼻翼翕动。如有呼吸急促、呼吸困难、呻吟等,均为不正常的病态。

(3)呕吐:如哺乳时乳头含接不好,新生儿易吞入空气,哺乳后又未能抱起婴儿轻拍背部,使吞入的空气逐渐排出,新生儿可在喂哺不久发生溢乳或呕吐。如果喂哺后10分钟以上,新生儿喷射性呕吐,压力较高,喷射较远;或呕吐频繁;或喂哺时即呛咳、呕吐,均是异常,应及时就诊。

(4)大小便:正常新生儿92％出生后24小时内排尿,此后每天需换尿布6～8次,无尿、排尿延迟、尿流受阻不畅、血尿均应及时与医生联系。大便性状如有改变,如血便、不解大便、腹泻均属异常。同时还应注意腹部,有无包块或腹胀。

(5)温度:新生儿体温调节功能不够成熟,在适当而合理的保温条件下,大多数新生儿可维持正常温度,体重不足的早产儿的体表面积相对较大,散热多;皮下脂肪少,隔热差,难以维持体温的稳定。新生儿如出现体温升高、过低或不稳定,除注意保温是否恰当外,应与医生联系,是否为感染性疾病的表现,不可疏忽。

(6)精神神经状态:是否不断哭闹、烦躁;声调高尖;有无口、颊部抽搐;凝视异常、眼睑抽动、肢体阵挛性抽动,如上肢抽搐后出现对侧腿部抽搐;嗜睡、囟门隆起、肌张力降低。这些常是神经系统疾病、低血钙、低血糖、缺氧-缺血性脑病的症状,应立即与医生联系。

(7)皮肤异常病变:当新生儿受到寒冷损害后,皮下脂肪积聚部位变硬,色紫红发暗,弹性差,先发生于面颊、大腿外侧和手足等部位。血液系统疾病常可在皮肤见到出血点,皮肤注射处可形成瘀斑、血肿或渗血不止。

总之,为人父母的爱心能使宝宝得到精心的爱护,细致入微的观察。在逐步建立感情的交流中,也应及时发现宝宝的异常表现,并与医生取得联系。

(九)早产儿、低出生体重儿的保健与护理

早产儿指胎龄在28～37周(即196～259天)娩出的,体重不足2500克,身长不够27厘米的新生儿。

低出生体重儿指出生后1小时内测量其体重低于2500克的

新生儿,不论其胎龄是否足月或过期。低出生体重儿的孕龄与其体重相符者,其预后与早产儿相似;如出生体重低于其孕龄所应有之体重者,其预后及发育均不如早产儿。

早产儿的皮肤暗红、薄嫩,皮下脂肪少,颅骨软,耳郭薄,男婴睾丸未降至阴囊内,女婴大阴唇可能遮盖小阴唇。

1. 早产儿特点 早产儿身体各个系统与器官功能差,因此对出生后的外界环境不容易适应,更需要父母的加倍呵护。早产儿特点具体分述如下:

(1)体温调节功能差:散热与保暖功能不良,不易适应环境温度变化,过高或过低的外界温度均可造成损害,如寒冷损伤综合征(硬肿症),或脱水、温度过高等。

(2)呼吸中枢与呼吸器官发育不成熟:不易将呼吸道内的分泌物咳出,易发生呼吸暂停、呼吸窘迫综合征、肺出血、肺炎等。

(3)消化系统功能不全:易出现呕吐、腹胀、消化不良,易发生低血糖,生理性黄疸较重,消退较晚。

(4)毛细血管脆弱:易出血,发生于颅内的脑室、脑组织等处,亦可发生于肺及其他器官。

(5)免疫系统功能不足:容易发生感染。

2. 早产儿的护理要点

(1)保持环境稳定,避免对早产儿过多的刺激:因不成熟,早产儿对外界刺激的反应能力较差,强烈的刺激会引起其皮肤颜色改变、呼吸暂停、心动过缓等症状。体重愈低者愈应注意。如给早产儿翻身时,应托住头与下肢,缓慢而轻柔地进行,不要突然改变其体位。不可大力开关房门,不要在早产儿房内大声谈话,避免强光照射,即应避免一切不良的强刺激。

(2)不要同时给宝宝两种刺激:早产儿神经系统的恢复能力比想像的要好,对环境变化,如声音、抚触、光线等刺激,会产生不同的反应。要仔细观察早产儿对这些刺激是满意或是不满意。但是,早产儿对刺激的耐受程度是有限度的,所以不要同时给早产儿两种刺激。如喂奶时不要和他讲话或摇摆他,以免干扰喂哺。进行一般护理时要集中时间进行,不要随便扰乱早产儿的睡眠规律。睡眠使早产儿保持其能量,有利于增加体重及发育。

(3)需要一个适合的生存环境:早产和未成熟的婴儿由于体表面积较大,皮下脂肪少,喂哺量较少不能满足产热时所需能量。肺发育不完善,吸入氧气不能满足产热过程中耗氧量增加的需要,所以在遇到寒冷刺激时极易因血管收缩造成无氧代谢致酸中毒,形成一种恶性循环。故此,应为早产儿创造一个适中而稳定的温度环境。在家庭中应因地制宜,利用易于保持稳定的热源,使早产儿周围环境温度维持在 30℃～34℃ 为宜。早产儿皮肤温度应保持在 36.5℃。如有困难宜将室温保持在 24℃ 以上,将早产儿搂于怀中,有如袋鼠育儿袋式为早产儿保温,既可很好保暖又是感知觉训练的良好方法,应尽量采用之。这一方法的另一很大好处是能使早产儿很好保持安静,减少能量消耗。

(4)营养应适应宝宝的需求:在分娩之后,新生儿获得营养的方式改变了,原先是由孕妇血中持续供应可直接吸收利用的生化物质,转变为定时或不定时的吸吮母乳,吞咽、消化、吸收、利用等需要自力更生的步骤程序。早产儿由于这些功能尚未成熟,传统的喂哺方法会成为问题。但这些方面对于早产儿适应宫外环境是非常重要的。

①早产儿吸吮和吞咽功能较差,极易发生呛奶或吐奶,故喂养应十分小心。对体重在 2300 克以上者,产出后 3～6 小时视情况可喂 5% 葡萄糖水 1～2 次,如无异常反应,即可哺以母乳。对体重在 2000～2300 克者,可用奶瓶喂以母乳,体重少于 2000 克、吸吮吞咽功能不良或喂哺引起青紫者,应由医护人员插入鼻胃管,由管内缓慢注入母乳及补充维生素 K、E、A、C、D 等成分,以及葡萄糖等。所补充各种成分的量应在医护人员指导下严格实行,不要

随意添加,过量或不足均可造成早产儿胃肠损伤。

②早产儿每日喂食的量(按每千克体重计算的参考数),产后 2 天 40 毫升,产后 3 天 80 毫升,4 天 120 毫升,5 天 150 毫升,以后每天增加 10 毫升。10 天以内每天每千克体重不宜超过 200 毫升。以上的量每日分次喂,体重愈低,愈宜多次少量喂食。体重在 1000 克者每 1.5 小时 1 次,1500 克者 2 小时 1 次;大于 2 000 克者 3 小时 1 次。喂食的温度应接近体温。喂食速度不可过快(注意观察早产儿的反应)。注意保持清洁,喂食前应洗净双手。所用奶瓶、小毛巾等用物应每天清洗并煮沸消毒,保持干净。

③早产儿肝脏中糖原储备不足,血糖的浓度低于足月儿,极易发生低血糖,以致引起脑细胞的损害,故应及时喂养补充,按每天每千克体重补充葡萄糖 11～16 克,多次平均补充为好。总之,早产儿的喂养对其健康极为重要,不论在喂养方法、成分、数量、时间上,都不可掉以轻心。除仔细观察早产儿的反应、生长发育情况外,还应经常与医护人员取得联系以得到指导,学习有关知识与技巧,使你对早产儿的喂养与保健日益做到心中有数,实施起来更有把握,更娴熟。

(5)预防感染:早产儿免疫系统功能不足,对感染缺乏抵抗力,预防感染是早产儿除喂养之外的一项重要而细致的保健工作,绝不能疏忽或掉以轻心。要建立清洁、卫生、消毒、无菌的观念,应注意以下几点:

①接触早产儿时应先洗净双手,事前应注意衣服的洁净,不要将工作或上街购物的衣服直接穿到早产儿室内床前。

②若有感冒、发热、咽喉痛者;皮肤有传染性皮疹,如脓疱、水痘、疱疹者;腹泻、传染性肝炎者,发病期不应接触早产儿,对新生足月儿亦应如此。

③婴儿室内应定期做好清洁卫生,注意空气流通,定期清洁地面。早产儿衣物用品定期洗晒,保持干燥和卫生。

④注意早产儿的皮肤、眼、口腔、脐部的护理,用婴儿油或消毒过的植物油拭净皮肤,每日1次;勤换尿布。任何轻度的皮肤损伤或脐部的发红、分泌物多,均应引起注意并向医护人员反映,取得指导和处理。

⑤对前来访视的亲友,也应婉言说明情况及医护人员的要求,取得谅解与协作,尤应避免有传染性疾病者直接接触早产儿。

早产儿诞生到这个世界上是分外脆弱的生命,需要父母精心呵护,要做到无微不至,日日夜夜付出艰辛。可想而知,精心细致观察早产儿的反应,及时与医护人员取得联系与指导十分重要,但是,过多的戒律或是过于繁琐的操作,过于刻板的执行,都没有好处。不过,早产儿保健与护理的原则不可疏忽,如保温、防感染、喂养,均是有科学依据的知识。随着我国社会的进步,物质生活条件极大的提高,医疗保健制度的改革,医疗保健知识的普及,能使更多的早产儿健康茁壮成长。

八、母婴同室好处多

"母婴同室"是指母亲正常分娩或剖宫产后,与婴儿同时进入产后休养室,婴儿与母亲24小时在一起。即使是因治疗、护理需母婴分开,也不会超过1小时。

提倡母婴同室,让婴儿24小时和母亲在一起,这样做看起来母亲很辛苦,其实不然。经过十月怀胎,母亲都希望能早早地、时刻地见到自己的孩子,拥抱自己生命的一部分。新生儿的啼哭,能使母亲忘却阵痛后的余悸,忘记刚刚缝合后伤口的疼痛;而新生儿的吸吮,是刺激母乳产生的动力。早吸吮、勤吸吮可以使母亲产生足够的乳汁。在哺乳的过程中,会传递一种浓浓的母子亲情。

过去,孩子出生后放置到婴儿室,即使母亲渴望见到孩子,也要等数小时之后哺乳时,这是不利于母婴间的感情交流的。实行母婴同室,孩子一出生,立即进行哺乳。母亲在经过辛勤、艰苦的分娩过程后,可从抱孩子、哺育孩子中体现自己对分娩的喜悦。喂奶的过程中,母亲亲切地看着自己的孩子就会更增加母子的感情。母婴同室又可使母亲对孩子的变化作出立即的反应,如孩子饿了,尿布湿了等,母亲随时可根据孩子的需要立即喂奶、换尿布。由于勤喂奶,下奶快,孩子就吃得饱,这样,孩子的体重增加就会快,母亲的乳房也不容易发胀,乳腺管很容易疏通,发生乳腺炎的危险性也减少。勤换尿布,就会减少臀红的发生。孩子生活在舒适的条件下,当然哭闹也会减少。孩子有任何一点异常都能及时被发现,及时处理。通过实行母婴同室,母亲能很好地尝试母乳喂养的好处,有利于增加母乳喂养的信心。自然,母乳喂养就可坚持得较长,对孩子的生长发育也就更好。

（一）母婴同室的益处

过去在西方国家，一般都有专门的婴儿房，宝宝一出生便有自己的房间，这也是西方儿童独立性比较强的原因之一。但是，1991年世界卫生组织和联合国儿童基金会提出了改革传统的母婴分室的制度后，母婴同室正逐渐成为一种风尚。母婴同室是以家庭为中心的照顾方式，视母亲及婴儿为一个整体，使家庭成员在探访时能同时看到母亲和婴儿，彼此及早适应。建立良好亲子关系，并学会照顾婴儿。母婴同室有很多的优点。

1. 能使宝宝尽早吸吮母乳 母乳是最适合婴儿生长的天然食品，保证按需哺乳，增强抵抗力，避免宝宝患低血糖症，并能减少新生儿的生理性体重下降。

2. 便于妈妈对宝宝的观察 母婴同室方便了对宝宝的观察、照料和哺乳，能够及时发现异常情况，妥善进行处理。及早了解婴儿的作息，逐渐养成喂乳的习惯。

3. 有利于增进母子亲情 母婴同室不但能增进母子亲情，还能促进宝宝智力发育。母亲温暖的怀抱，熟悉的气息，柔和的声音能使宝宝感到安全和愉快，加深对外界刺激的印象，有利于智力开发。

4. 促使母乳分泌，减少乳腺炎的发病率 有助于妈妈产后子宫收缩，减少阴道出血，加速产后恢复。

实践证明，实行母婴同室后，婴儿的啼哭时间减少了，体重增加，患病率明显下降。因做到了早吸吮，按需哺乳，故母亲奶胀发生率降低，子宫复旧快，有利于母亲健康。

但是母婴同室必须注意以下事项：①任何人接触婴儿前请先洗手。②12岁以内、呼吸道感染或感冒者请勿进入婴儿室。③不要将婴儿独自留在室内。④决不将婴儿交给任何一位不认识的人、邻床的人、访客和朋友等。⑤拒绝推销人员进入。

（二）母婴同室的情感交流

　　母婴同室是建立母婴关系、母婴感情的良好开端。新生儿在母亲床旁的小床里，母子的相互接触，为日后生活奠定了坚实的基础。

　　母婴同室后，母婴的沟通方式就不单是语言，而视、触、听、嗅，甚至味觉等都能进行信息传递，以达到心灵上的沟通和感应。如果婴儿哭了，母亲轻轻地对他（她）说话，婴儿也常常停下来不哭了；如果有时抚摸他（她）、拥抱他（她），婴儿很快就会辨别母亲的触摸和气味。母亲能听出婴儿不同的哭声判定是饥饿还是不舒服，是发热还是疲倦。婴儿也常给母亲发出信号，饿了、渴了就要哭，吃奶以后打个饱嗝等，母亲会根据这些信息尽自己最大的努力去判断和满足婴儿的各种需要。宝宝对交流有着本能的强烈愿望，并且会很快地找到很多方式和母亲"交谈"，用很多种哭声表达不同的需要，还会有效地利用目光交流和肢体语言。在 2 个月大之前，婴儿会用笑容和唧唧咕咕的声音表达他的愉悦，或是让母亲和他在一起。

　　1. 声音和语言的交流　婴儿在腹中就开始感知母亲的声音，最熟悉的当然是母亲的心跳声。当母亲把婴儿抱在怀中喂奶时，聆听妈妈那熟悉的心跳声，会获得一种安全感，会减少应激，增强其对环境的适应能力。母亲在听过婴儿的第一声啼哭后，就开始揣摸哭声中的信息，很快母亲就成了辨别婴儿哭声的专家。随着宝宝一天天长大，开始注意语言的声调和节奏。要尽可能地和宝宝说话，试着用夸张的语调。这是在为他和别人交流打基础。他很快就会给你回应，发出一点声响或动动小嘴。从生命的最初一刻起，宝宝就对身边亲近的人的情绪和感觉很敏感。例如，在您不安或担忧的时候，他也会变得烦躁不安；当您轻松的时候，他也会比您更为平静舒畅。这种情绪上的敏感是新生儿的一个重要特征。随着宝宝的长大,会对周围的人做出适当的反应。这也是宝宝成长为一个"社会人"的基础。

2. 目光的交流 在妈妈接触新生儿及给新生儿喂奶的过程中,都离不开目光的交流。母亲望着婴儿时那种专注的目光会让人感动。婴儿也能体会到被关爱的满足。目光交流能实现一种亲情传递,使妈妈获得一种为人之母的幸福感,这对其产褥期的身心健康非常重要。

3. 触觉的交流 亲吻、搂抱、喂奶、沐浴、抚触等是母婴触觉交流的基本方式,也是最直接、最原始的方式。这种交流方式能满足母婴间大部分情感交流。

4. 嗅觉的交流 母婴整天呆在一起,婴儿很快便会熟悉母亲身上的气味,并以此来判断接近他(她)的人是不是妈妈,同时还能做出相应的情绪反应。母亲也是能通过婴儿身上的气味,判断是否需要特殊的护理。

5. 新生儿抚触 最常见的抚触就是妈妈搂抱宝宝,与宝宝的皮肤接触。婴儿抚触主要是通过抚摸对婴儿进行触觉刺激来促进宝宝的健康成长。为新生儿抚触按摩有以下作用:

(1)能增加新生儿的安全感:宝宝出生前一直生活在妈妈温暖、舒适的子宫里,在羊水的包裹中长大,其生活环境是如此的狭小、熟悉,有一种安全感。当宝宝出生后便离开了那个熟悉的环境,来到一个相对寒冷而陌生的空间。很自然他们会感到不适应,表现为紧张、烦躁、哭闹不安。此时轻轻地为宝宝抚摸,他就感到安全、舒适,会安静下来。

(2)能传递信息:有研究表明,宝宝在婴儿期所接受的信息较生命中任何时期都多,而此时他最敏感的感觉就是触觉。妈妈给宝宝按摩除了能增进母婴感情交流外,妈妈还可通过触觉刺激向宝宝传递被珍惜、被关爱等积极信息,有利于宝宝成长为一个积极向上、充满自信的人。

(3)促进生长发育:这是婴儿按摩所产生的综合效应。按摩促进胃泌素、胰岛素等的分泌,使宝宝胃口大开,吃奶量逐渐增多,体重明显增加。

(4)改善睡眠节律:按摩可使宝宝获得一种安全感,感觉舒适、放松,不再紧张和烦躁。因此,宝宝会睡得很好。若每次在睡前按摩,还有助于建立一种节律,特别对于睡眠规律很差的宝宝效果会更明显。

(5)促进身心协调:按摩能促进宝宝身体与心理的协调性。特别是早产儿,由于治疗与检查的需要,经常得不到母亲的搂抱与抚摸;剖宫产儿由于缺少母亲产道收缩的最初按摩,在未来的发育中都会存在一些身心协调方面的问题。而按摩能明显地缓解甚至消除这些问题。

(6)增加母婴感情联系:观察发现,给宝宝按摩的母亲乳汁分泌也增加,情绪愉快,产后康复快。同时也能在按摩中全身心地投入,通过按摩传递感情。

(7)治疗作用:如对乙肝病毒携带者,能增强其免疫力;对哮喘患儿能缓解症状等。

(三)母婴同室的几点争议

1. 患肝炎的母亲能否与新生儿同室　患肝炎的母亲能否与新生儿同室,主要取决于母亲会不会传染新生儿。当母亲恰在肝炎的急性期或慢肝急性发作期是不能与新生儿同室的。因为这时的母亲无力照顾婴儿,而且疲劳及睡眠不佳会影响康复。如是肝炎的恢复期或肝炎病毒携带者的产妇,一般是可以实行母婴同室的。以常见的乙肝为例,由于产妇的唾液、乳汁都可能有传染性,但通过对新生儿实施乙肝疫苗与高效价免疫球蛋白的预防注射后,母乳喂养与人工喂养的乙肝感染率无明显差别,所以,母婴可以同室。其他如甲肝、戊肝的病毒感染是不会母婴传播的,丙型、丁型肝炎病毒感染的母亲乳汁等体液可能有传染性,但没有确实证据。权衡利弊,也可母婴同室。且注射乙肝疫苗后也能预防丁肝病毒。目前尚无因为母婴同室传播丙肝的报道。不过,母亲接触婴儿前要洗手,有乳头破裂的应暂时停止喂奶,母亲与新生儿要分床。

2. 母婴同室时产妇会不会很累　没有任何医疗上的原因需要把健康的母婴分开,即使是短时间也不需要。没有证据显示妈妈与宝宝分开后可以获得比较好的休息。相反,妈妈和宝宝在一起反而可以因好好地休息而比较放松。他们在一起能养成有同样的睡眠节奏,如当宝宝为了吃东西而醒来时,妈妈自然会跟着醒来,如果宝宝在别处,当他醒来时,妈妈可能仍在熟睡中,就要不断地被叫醒,会觉得更加疲惫。

24小时母婴同室,可以让妈妈依婴儿的需求喂奶,母体随着婴儿的需求分泌乳汁,这是哺乳成功的重要过程。

3. 母婴同室婴儿是否容易被感染　正常的分娩并不是病。健康的母亲和健康的宝宝住在一起并不会增加感染的机会。母婴同室还可以让宝宝充分地吸吮母亲分泌的初乳,初乳含较多的抗体与活的白细胞,是很重要的乳汁,就像给刚出生的宝宝打了第一剂疫苗。同时,妈妈可将自己皮肤上的微生物传到婴儿身上,使婴儿获得共生性细菌,可降低致病菌感染的几率。

九、月子期常见病症及处理

　　孕妇"十月怀胎"后，又经历了"一朝分娩"，消耗大量的体力，身心疲劳，子宫腔及阴道内的创伤有待修复，全身各系统的生理变化有待重新调整，抵抗力降低，易发生并发症，如产褥期大出血可遗留闭经、贫血、衰弱；产后感染可导致输卵管堵塞、不孕、月经不调等许多妇科疾病。产后2～3周内血容量调整，心脏负担加重，患有心脏病的产妇此时极易发生心力衰竭。所以，产妇健康问题并非"一朝分娩"就万事大吉。月子期的调养与保健切莫轻视，月子期的异常与病症应及时发现与处理，不可麻痹大意。

（一）产后出血

　　产后出血按发生时间的不同，可分为产后早期出血（即胎儿出生后24小时内，出血量达500毫升或以上者）；晚期出血（指产后24小时起至42天之前发生大量出血者）两种。

　　1. 产后早期出血　本病很常见，且来势凶险，是我国孕产妇死亡的最重要原因。最常发生在产后最初2个小时。若为住院分娩者，本病由医务人员发现，大多数将能得到很好的防治，转危为安。少数在家或在条件较差的医疗室分娩者，由于缺乏必要的抢救设备与技术，不能及时救治，可酿成不可挽回的后果，或遗留后遗症，危害终身。故应大力提倡住院分娩，尤其可能有产后大出血的高危因素者，更应及早到具备救治大出血条件的医院分娩。

　　2. 产后晚期出血　产后晚期出血的主要原因：①部分胎盘或胎膜组织残留，影响子宫复旧。②宫腔内的胎盘附着处复旧不良。

97

③感染致子宫内膜炎。④盆腔或阴道内的血肿穿破出血。⑤产道撕裂伤或手术的切口愈合不良而裂开,也可造成突然出血。⑥伴有滋养细胞疾病,如绒毛膜癌。产后晚期出血的预防,主要是防止胎盘、胎膜的残留及预防感染。

产后出血不论是早期或是晚期,流血形式主要是突然大量阴道流血,有迅雷不及掩耳之感。产妇迅速陷入休克,面色苍白,出冷汗,脉细而快,烦躁等,使家属陷入紧张与忙乱之中。医护人员必须积极组织抢救。

产后出血的另一种形式是细水长流式。阴道内出血如涓涓细流,虽不多,但不断。此种出血常因其不多易被忽视未予处理。初起时对产妇全身影响不大,但时间长了积少成多,等到产妇出现症状时,可能已是严重的贫血和休克了。这时抢救、输血,费时费力又费钱。因此,对产后妇女一切形式的阴道流血,均应及早重视,并积极处理。正如古人所说"宜未雨而绸缪,勿临渴而掘井"。在预防和处理各种产后阴道流血上,应当如此。

3. 产后出血的预防保健措施

(1)仔细观察产妇子宫收缩情况:产后10天之内,在脐窝和耻骨联合之间,可触及硬而椭圆形的子宫,逐日下降1～2厘米,没有压痛。如子宫大而软且不下降,应向医护人员反映。一般可服用益母草制剂,保持大小便通畅,有利于促进子宫收缩。

(2)注意产妇的阴道流血情况:不论产后早期或晚期,阴道内如出现活动性流血均应重视。注意所更换会阴垫(中)的用量和血液湿透程度。有些产妇认为,产后出血是正常的,是应该流出来的瘀血,未予重视。等到出现严重全身症状才就诊,造成被动。事实上产后阴道流血,绝非"瘀血",仍是人体宝贵的血液。在正常的产后子宫复旧过程中,胎盘由子宫壁上剥脱的创面、宫颈和阴道一些细小的裂伤,都不免有些出血,通常这些出血的量大多在100毫升以下,不会引起临床症状。所以,如有活动性出血,最好请医生检查,如无其他原因则会给予对症处理。

(3)产后早期活动应当适时、适当、适度:如有并发症(如发热、血压高、出血)者不宜过早活动;产后劳动不可过度;活动时间不宜过久,活动后若出现阴道出血增多、疲劳,应减少或停止活动。

(4)保证产妇有足够的休息时间:产后过度的兴奋,过多的活动,过多的探访接待应酬,均应避免,以保证产妇有足够的休息、睡眠时间。

(5)产后出院应按医嘱定期做产后检查:有问题及时与产科医生联系。怀疑宫内有胎盘残留时,可做 B 超检查,必要时做诊断性刮宫术,以明确诊断,同时也是一种治疗。

(二)月子期感染

月子期感染至今仍是月子里最常见的疾病。产妇在分娩以后,宫颈口扩张,原来在阴道中寄生的大量细菌(包括需氧菌、厌氧菌、真菌及衣原体、支原体等),均可经宫颈进入宫腔,或经宫颈处伤口进入盆腔。产后的子宫基本上很难保持无菌。当产妇的免疫力下降到一定的程度,而细菌的毒力大、数量多时,会导致产褥期感染。孕期卫生不良、胎膜早破、严重贫血、产程延长、产科手术、产后大出血等,会削弱产妇的抵抗力,有利于细菌生长繁殖。剖宫产是容易导致感染的最常见危险因素。

几乎所有的产褥期感染,都是由原已存在于孕妇阴道内的细菌引起的。血液和恶露是阴道内向上行的微生物极好的培养基,大部分产褥期感染是需氧菌和厌氧菌的混合感染。

产褥期感染的表现包括所有因病原微生物经生殖道侵入局部或全身的感染。具体可分为:

1. 月子期感染的类别

(1)急性外阴、阴道、宫颈炎症:会阴及阴道内伤口是最常见的感染部位。患处红肿痛热,有触痛、脓性分泌物,伤口可裂开或有脓肿。

(2)子宫炎症:微生物由子宫壁的胎盘剥离面侵入并扩散。子宫内有大量脓性分泌物经阴道排出,有臭味。子宫复旧不良,子宫较大且有压痛,患者还可能有高热、头痛、白细胞增多等症状。

(3)急性盆腔炎:微生物可以子宫为门户,沿淋巴管扩散,波及输卵管、卵巢甚至达到盆腔各处。患者持续高热、寒战、腹痛、腹胀,下腹部紧张,按压时有明显压痛,盆腔内检查有肿块。化验白细胞升高。

(4)感染导致的并发症:上述感染病情如未能有效控制,可进一步发展为腹膜炎、血栓性静脉炎、脓毒血症和败血症,患者出现反复高热、寒战等全身中毒症状,病情危重。

产褥期感染的诊断与治疗必须在医生指导下进行,病情较重者应住院治疗。

2. 月子期感染的保健要点 孕期应接受健康教育,做好孕期保健工作,注意阴部卫生。具体要求:①养成良好个人卫生习惯。②分娩前2个月内避免盆浴、禁止性交。③积极纠正孕期中存在的贫血、内科疾病及各种感染病灶,如疖肿、龋齿、牙周炎等。④提倡到有条件的医疗机构住院分娩,以便得到消毒严格、服务规范、合乎标准的产科服务。⑤如无医学指征,应减少不必要的手术干预,提倡自然分娩,有利于增加免疫力,减少组织损伤与出血。⑥产褥期应十分注意保持会阴部清洁,每次大小便后可用消毒液或温开水擦洗,难以做到时应每天至少2次。所用卫生巾(垫)最好能适当消毒或经日光暴晒后再用。⑦恶露排出期,每日注意恶露的量、色、气味,如有不良气味应及时与医务人员联系。⑧每日注意子宫复旧情况及有无压痛,注意体温。⑨存在一种或多种感染的高危因素者,如手术分娩、严重贫血、早破水等,在医生处方下预防性应用抗生素。

（三）产后排尿困难

产后部分产妇会发生排尿困难。有的是膀胱胀满，积尿已达500～1000毫升，而产妇并无胀满需排尿的感觉。另一种情况是产妇感觉膀胱胀满，急欲排尿，但苦于努力无效，不能自行排出尿液。这两种情况均属排尿困难，都会影响子宫收缩复旧，增加产后出血及泌尿系统感染的机会。

1. 排尿困难的原因　产妇排尿困难的常见原因为：①产程中膀胱受到胎头的压迫，膀胱黏膜充血水肿，膀胱肌肉麻痹、张力减弱。②腹壁松弛，腹压降低，产妇难以使用腹压。③如有会阴伤口疼痛，则疼痛反射影响排尿。④不习惯卧床排尿。⑤如有手术使用麻醉剂者，受麻醉的影响，加重排尿困难。⑥排尿困难未及时发现致尿潴留量愈来愈多，进一步加剧膀胱张力的恶化。

2. 预防排尿困难的保健要点

（1）产后2小时内应在医护人员指导下进行排尿，如不能自行排尿，可以采用热敷、温水擦洗局部、针灸等方法诱导排尿。

（2）排尿后仍应定时检查耻骨联合上膀胱是否胀满。应鼓励产妇定时排尿，不可凭尿意，靠感觉来决定是否排尿。因产后腹壁与膀胱松弛，产妇对膀胱容积的变化不敏感，如仅凭感觉可能会造成膀胱过度膨胀，进一步加剧排尿困难。

（3）排尿困难较严重，诱导排尿无效或反复发生者，必要时应置入持续性导尿管，保留一段时间，至膀胱功能恢复。

（4）注意会阴部清洁卫生，多饮水，在医生指导下用抗生素预防泌尿系统感染。

（四）产后抑郁症

由于分娩、产后恢复及哺乳婴儿等一系列过程中，会产生各种心理、生理的改变，这些身心变化对于她们来说都是一种应激。产后几天或几星期内，相当一部分产妇会经历一段短暂的忧郁时期，这是十分正常的。一旦产后恢复过程中，某些改变的程度和性质超越了正常变化的界限，则成为病理性的改变，可能会导致一些身心疾病。

产妇在产褥期所发生的心理上的疾病虽不很常见，但仍有一定的发生率。据流行病学研究证明，产后 12 个月内是妇女一生中发生精神疾患的高危时期。与未孕时相比，妇女患精神疾患的危险程度，在产后的第一个月可增高 20 多倍，直至分娩后的第二年，危险度仍保持在 3 倍以上的水平。

产后抑郁症是指在产褥期发生的抑郁，是一种精神疾患。1968 年由皮特（Pitt）首次提出。20 世纪 80 年代以后，产后抑郁症受到了国际上的普遍重视，为此进行了大量的研究工作。然而由于研究设计、测量工具、样本大小、抑郁诊断标准，以及研究的时间不同，即缺乏概念上和方法上的严密性，从而造成报道产后抑郁症的发病率有很大差异。皮特最初的研究报道为 10.8%，目前认为占 3.5%～33%。我国这方面资料尚不多见，发病率报道差异也很大，为 3.8%～18.48%。因纵向研究极少，对产后抑郁症的持续时间相对知之更少。有人提出，大多数产后抑郁症患者可在 3～5 个月恢复正常。一般认为，产后抑郁症的预后较好，约 2/3 的患者可在 1 年内康复，如再次妊娠则有 20%～30% 的复发率。

1. 症状独特，病因不明　据观察发现，2/3 的产妇在孩子降生后的一段时间内会有一定程度的焦急、不安、情绪低落，但大多程度较轻，而且对产妇的生活及哺育婴儿等方面没有什么影响。因此,这是一种正常的情绪反应。

而产后抑郁症则不同,它的程度比较重,涉及的人群也相对较少。临床观察发现,产后抑郁症多在产后2周左右发病,产后4～6周症状明显。临床表现与一般抑郁症状相同,包括悲伤、经常情绪低落、哭泣、失眠、精力不足、脾气急躁等。有的还伴有一些躯体症状,如头昏头痛、恶心、胃部灼热、便秘、呼吸与心率加快、泌乳减少等。重者甚至绝望,出现自杀或杀婴的倾向,有时陷于错乱或昏睡状态。发病原因可能与以下情况有关:

(1)分娩前后的心理紧张:孩子出生后的第一年,产妇都觉得日子非常难熬,觉得手忙脚乱,精疲力竭,尤其是觉得睡眠不足。如果孩子再难带一些,或缺少家人的情感支持,那么就非常容易出现情绪困扰或抑郁症。

(2)产后体内激素的骤然变化:在怀孕期间,孕妇体内的激素水平很高;一旦分娩,激素水平就会有明显变化。这种突然的改变与产后抑郁症的发生也有关系。怀孕期间孕妇体内的内啡肽类物质也有增加,这些物质与人的愉悦感有关。一旦分娩,体内的内啡肽类物质骤然下降,使产妇患抑郁症的危险增加。

(3)不良的分娩结局:如死胎、死产、畸形儿及产妇、家庭对婴儿性别的反感等,是产后抑郁症的诱发因素。在我国广大农村,传统的封建意识根深蒂固,对生女孩的产妇来说,心理压力极大,是引起产后抑郁症的危险因素。

(4)孕期及分娩前后应激性生活事件的发生:诸如失业、夫妻分离、亲人病丧、家庭不和睦等,是引发产后抑郁症的重要诱因。

(5)缺乏家庭和社会的支持与帮助:特别是缺乏来自丈夫和上辈的帮助,是产后抑郁症发生的危险因素。在日本,产后抑郁症发病率仅为3.1%,这与其家庭的支持和保护性环境有关。

(6)产妇此前曾经有过抑郁症:观察发现,产后发生抑郁症者,约1/3此前曾出现过抑郁症。

2. 危害多多,不可忽视

(1)给产妇本人带来痛苦,她们情绪低沉,郁郁寡欢,有时则觉得有乌云压顶之感,严重者甚至觉得生不如死。

(2)一旦出现产后抑郁症,产妇往往不能很好地履行做母亲的职责。我们知道,养育孩子即使是对一个健康产妇而言,也是一件非常繁重的工作,若产妇患了抑郁症,则往往难于应付,很多人有力不从心之感,有的则根本无法照顾小宝宝,从而影响了宝宝的生长发育。与此同时,由于母亲终日情绪低落,也会对小宝宝的心理发育产生无形的影响。

(3)产妇一旦患了抑郁症,对夫妻关系也会产生不利影响。研究发现,产妇一旦患了抑郁症,就很难与丈夫进行有效的交流。

3. 治疗方法,多种多样

(1)心理治疗:对产后抑郁症患者的心理治疗是非常重要的。心理治疗可增强患者的自信心,提高自我价值意识。了解患者的心理状态和个性特征,给予患者足够的社会支持。

我们不仅要重视围产期婴儿的生理、生长发育的变化,还应十分关注孕产妇的个性特征,分娩前后心理状态的变化。根据不同的情况,运用医学心理学、社会学知识,采取不同的干预措施,以期解除致病的心理因素,减轻心理负担和躯体症状。对具有抑郁倾向的妇女实施孕期干预,可明显降低产后抑郁症的发病率。首先,应加强围产期保健,在产前检查中,不仅要向孕妇提供与分娩相关的知识,帮助孕妇了解分娩的过程,还要教给孕妇一些分娩过程中的放松技术,以减轻孕妇在分娩过程中的紧张、恐惧心理。应积极处理孕期异常情况,尽可能消除不良的精神、躯体刺激。积极开展孕产妇的心理卫生保健,了解孕妇的个性特点、既往病史,及时消除孕产妇所存在的不良社会心理因素影响。对于不良个性的孕妇,给予相应的心理指导,减少或避免精神刺激;对既往有精神异常病史或抑郁症家族史的孕妇,应定期请心理卫生专业人员进行观察,并令其充分休息,避免疲劳过度和长时间的心理负担;对高龄初产及纯母乳喂养的产妇,应给予更多的关注,指导和帮助她们处理、减轻生活中的应激压力;对于有焦虑症状、手术产的产妇,存在抑郁症高危因素的孕产妇应给予足够的重视,提供更多的帮助,使其正确认识社会和处理生活难题,树立信心,从而改善不良心理状态,提高其心理素质。同时,发挥社会支持系统的作用,尤其是对丈夫进行教育和指导,改善夫妻、婆媳关系,改善家庭生活环境。其次,妇女在怀孕、分娩期间的部分压力,来源于医护人员的态度。因此,医护人员在与产妇的接触中,应格外注意自己的言行,用友善、亲切、温和的语言,表达出更多的关心,使产妇具有良好的身心适应状态,安全度过分娩、产褥期,降低抑郁症的发生率。

(2)药物治疗:如果患者的病情严重,可以考虑药物治疗。约1/3的患者需予以药物治疗,主要是抗抑郁治疗和针对有感染、贫血的产妇,及时给予抗生素、铁剂、维生素等,增强机体抵抗力。对于轻度抑郁症患者,可予安定类药;重度抑郁症患者需应用三环类抗抑郁药治疗。现在可供选择的药物品种很多,患者可到专科医生处就诊,获得系统的治疗。

值得注意的是,许多母亲害怕一旦接受治疗就会被迫与自己的宝宝分开,还有的人害怕药物会通过乳汁进入孩子的体内,因此贻误了病情的诊断和治疗。专家指出,现在的治疗抑郁症药物虽然可通过乳汁分泌,但其含量极其低微,不会对孩子产生什么影响。

(五)急性乳腺炎

急性乳腺炎是产褥期常见疾病,大多数发生在产后的 3～4 周,初产妇容易罹患此病,所以尤应注意预防。本病给产妇带来很大的痛苦,还影响宝宝的母乳喂养。

1. 发病原因

(1)乳头皲裂:细菌(通常多为金黄色葡萄球菌、链球菌)可由此处入侵,再沿淋巴管扩散到乳腺各个部位及组织,造成乳腺蜂窝织炎,而乳头皲裂往往是因为怀孕期间乳头擦洗不够,乳头皮肤弹性差、柔韧性不够,当宝宝吸吮方式不当时,极易损伤乳头皮肤,造成皲裂。

(2)乳汁淤积:主要由于哺乳时,宝宝未能将乳汁吸尽,乳汁淤积于乳腺小叶。在淤积的乳汁中细菌繁殖极为迅速,极易引起乳腺小叶的感染。乳汁未能吸尽的原因有,乳头皲裂,吸吮时引起疼痛,影响产妇充分哺乳;或是产妇乳头凹陷,影响宝宝的吸吮;剖宫产术的腹部伤口因产妇恐惧疼痛而影响婴儿充分吸吮;若宝宝体重较轻或是早产儿,其吸吮力较弱,不能将乳汁吸尽,其食量往往也较少。初产妇由于缺乏经验往往在哺乳时未能尽量排空乳汁,乳汁中所含较多的脱落上皮细胞很容易聚积引起乳腺导管堵塞,引起乳汁淤积。

(3)来自宝宝的致病菌:宝宝鼻咽部一般隐藏有致病微生物,哺乳时这些致病微生物可经乳头皲裂处进入乳腺组织,也可直接经乳腺导管进入乳腺小叶,在淤积的乳汁中繁殖、扩散致病。

2. 临床表现 患侧乳房体积增大,局部红肿、变硬,有明显触痛,常有寒颤、高热、周身不适等一系列的临床症状。如患侧乳房病灶处,由发硬突然变软,有波动的感觉则是炎症已形成脓肿,检验患者血液其白细胞明显增高。

3. 保健要点

(1)保护乳头,防止皲裂:从妊娠后期开始,每天用温开水擦洗后涂以少许油膏,如维生素 E 霜之类。凹陷的乳头可用手法逐渐矫正,如以两手指分别置凹陷乳头的两侧,两手指以相反方向向两侧绷紧,使中间之乳头前突,每天可反复多做几次,随着妊娠进展,乳头可逐步得到矫正。其他的方法还有用小口径透明的吸引器盖在乳头上,轻轻抽负压,可看到吸引器内乳头前突即可,保持数分钟,停止吸引放出气压,松开吸引器。每天可做2～3次,至乳头完全矫正为止。

(2)早开奶:鼓励产妇早开奶,多吸吮排空。

(3)不要让宝宝含着乳头睡觉:不可让宝宝咬住乳头睡觉,这样容易损伤乳头,同时应注意宝宝口腔卫生。

(4)对症处理:急性乳腺炎早期,感染常在乳腺管外,并非乳腺管内发炎,所以可以继续哺乳。最好用胸罩将乳房托起,尽量使乳汁排空,避免乳汁淤积使疼痛与发炎加重。乳房疼痛、肿胀部位视疼痛程度与天气情况可用冷敷或热敷,如天热,疼痛剧烈可用冷敷;天冷,疼痛不太严重可用热敷。用中草药如蒲公英局部外敷也有效果。用吸奶器吸空乳房,避免乳汁淤积。

(5)抗生素治疗:急性乳腺炎发热、疼痛较明显时,应用抗菌药物治疗。

(6)切开引流:如果急性乳腺炎未被控制,最终形成脓肿应切开引流。

(7)充分休息:急性乳腺炎治疗期间注意充分休息,补充营养。

本病预后较好,绝大部分病人经正规治疗均能痊愈,但有少数可因治疗不及时,手术不恰当,引流不充分,药物选择不敏感,以致本病迁延时日,最终形成乳房局部瘢痕和乳房囊肿。

十、特殊产妇月子期保健

　　乙型病毒性肝炎、肺结核病、糖尿病在我国很常见。这些疾病合并妊娠在产科也常遇到。还有艾滋病，由于发病率正在上升，母婴间传播是其重要传播途径。现就其月子期保健，一并予一介绍。

（一）乙肝产妇月子期保健

　　病毒性肝炎是孕妇最常见的严重肝脏疾病之一，在我国以乙型肝炎最为多见，据估计，6 000 万人患乙型肝炎，带病毒者占人口的 8％，乙型肝炎孕妇约占 1.6％。

　　患乙型病毒性肝炎（简称乙肝）妇女怀孕，易致病情迁延不愈，或促使病情加重，甚至恶化，演变为重症。孕妇因抵抗力较低，肝脏负担加重，容易感染病毒性肝炎，发病率较非孕妇的高数倍。不论妊娠与病毒性肝炎两者谁先谁后，均应同样重视，因分娩时的疲劳、出血、损伤或手术、麻醉，均可加重肝脏损害。对这类孕产妇，均应积极护肝，分娩时避免过度疲劳，积极预防产后出血及产褥感染，还要预防传播给宝宝。

　　1. 科学饮食营养　　包括平衡饮食，少食多餐，忌油腻，食物种类应是低脂肪，适量蛋白质，高维生素与高糖类。鼓励早餐饮食量应足够。

　　2. 预防感染　　使用对肝损害小的抗生素，加强会阴护理。注意对恶露的观察，如有不良气味，体温升高，要与医生联系。

　　3. 加强产后观察　　观察子宫收缩复旧情况，阴道出血量，阴道有无血肿。如出血量多要与医生联系，注意休息。

4. 科学看待母乳喂养 在急性传染期内不宜哺乳者,不可用雌激素退乳,可用中药炒麦芽煎水服退乳。经对乙肝表面抗原(HBsAg)阳性者母乳喂养与非母乳喂养的比较研究,两组的婴儿感染率无明显差别,所以建议以母乳喂养为宜。

5. 产妇的休息要适当 肝炎产妇无其他并发症,肝功能检查结果平稳或正常者,不必强调卧床休息,适当的室内活动以产妇不感疲劳为度。有症状的乙肝产妇则卧床休息是必要的。

6. 新生宝宝的免疫 主要是疫苗注射,应遵医生指导按时、按量进行。一般于出生后 24 小时内注射乙肝疫苗,并于第一个月和第六个月时重复接种,产生乙肝病毒表面抗体(抗-HBs)的免疫力超过 95%。孕妇如为乙肝病毒表面抗原阳性、乙肝病毒 e 抗原(HBeAg)阳性、乙肝病毒脱氧核糖核酸(HBV DNA)阳性者,更易发生垂直传播,则在宝宝出生后除注射乙肝疫苗外,应立即注射乙肝免疫球蛋白(BHIG)0.5 毫升,提高预防效果,有效率可达60%～70%。

7. 注意产后避孕 过密妊娠损害健康。产后恢复性生活后做好避孕措施,避免意外怀孕,以致增加肝脏的损害,使病情恶化。

8. 预防乳腺炎 注意对乳腺的观察与护理,预防乳腺发炎。凡有乳汁淤积、乳腺肿胀、乳头皲裂等,应及早与医生联系,按医嘱处理。

9. 不随意服药 产后不论哺乳与否不要自行随便服药,以免加重肝脏负担,服药要严格遵守医嘱。

10. 预防传染 照顾有传染性的产妇(如 HBsAg＋,HBeAg＋者)的家属应注意经常洗手,并以消毒液泡手或喷雾剂消毒双手,处理产妇有血液的废弃物,如会阴垫、卫生巾等,应戴保护性薄膜手套,不可用手直接接触。有血废弃物应用黄色塑料薄膜袋包好封口,集中处理。

（二）糖尿病产妇月子期保健

糖尿病是一种糖类、脂肪及蛋白质代谢紊乱的内分泌疾病。本病为多基因遗传，具有家族性遗传倾向。糖尿病的代谢异常是胰岛素分泌异常，体内组织对抗胰岛素，造成胰岛素不足所致，患者在空腹时及进餐后出现高血糖、高血脂及高氨基酸血症。

糖尿病在妊娠期通常有两种情况。一种是在怀孕之前已有糖尿病，为糖尿病合并妊娠。第二种是在妊娠期发生或首次发现的糖尿病，称为妊娠期糖尿病，分娩后大部分能恢复正常，仅少数发展为持续的糖尿病。

孕妇体内由于糖类、脂肪、蛋白质代谢的变化，内分泌的改变，容易造成胰岛素分泌的相对或绝对不足，从而产生糖尿病。这些变化在妊娠 24～28 周时迅速上升，所以在此段时间要对孕妇进行糖尿病的筛查。

1. 糖尿病产妇是高危产妇

（1）妊娠期糖尿病：不论何种情况均属高危妊娠，对孕产妇及胎（婴）儿的危害很大。随着社会经济发展与生活方式的改变，近年来我国城乡妊娠期糖尿病的患病率均有增高趋势，已引起医学界的重视。

（2）糖尿病合并妊娠：这种孕妇的妊娠高血压综合征发生率高达 25%～50%，常引起羊水过多；孕妇易并发感染、酮症酸中毒、昏迷，可危及生命。至于胎儿方面，流产、早产、死胎发生率均高于正常妊娠；怀孕早期的高血糖及酮症均可使胎儿发生多发性畸形，发生率 6%～13%；胎儿巨大（＞4 千克）机会增加，使肩性难产，产伤的发生率增高；反之也有部分胎儿体重不足，宫内发育迟缓；胎儿易发生宫内慢性缺氧；新生儿易出现低血糖症、呼吸窘迫、低血钙、高胆红素血症等，可能遗留智力低下，精神异常的问题。围产儿死亡率远高于正常儿。

2. 孕期保健措施 目前妊娠合并糖尿病的处理仍较棘手。严格控制孕妇血糖方法已被公认,但胎儿的畸形率和各种发病率仍较高,故糖尿病者怀孕前应向糖尿病专家咨询怀孕时机;怀孕后应在产科、内分泌科、营养医师的共同管理下妊娠。具体措施:①饮食控制。②胰岛素治疗,不宜用口服降糖药。③适当锻炼。④严密监测血糖水平。⑤胎儿监护。⑥妊娠35周左右,入院待产,严密监护下决定分娩时机与分娩方式。

3. 产后保健措施 糖尿病产妇在严密的监护下,不论经阴道分娩或剖宫产,待顺利进入产后阶段就是很大的胜利,但还不能掉以轻心,因产后易发生酮症酸中毒,应密切观察,加强护理。保健要点如下:

(1)严格执行医嘱:产后要及时测定血糖、尿糖及酮体,调整胰岛素用量,多数产妇要减量或停用。这些均应在医护人员指导下,严格执行医嘱,万勿自作主张,随便停用或改用未经医生处方的药物或单方、偏方。

(2)鼓励产妇实行母乳喂养:哺乳可以减少胰岛素的用量,也有减少婴儿将来发生糖尿病的风险,而人工喂养儿发生的风险就较高。

(3)加强会阴部护理:观察恶露情况,预防产后感染。

(4)继续控制饮食:在医护人员指导下,按照哺乳及活动需要,调整食物的种类与量。将总的摄入量每日分为6餐,每餐隔2~3小时,实际进食的食物种类与数量均应记录,便于医护人员核查与指导。饮食既要保证哺乳需要的适当营养,又要防止发生低血糖,尤其夜间哺乳时,要有适当的点心食物,注意维生素、钙的补充。

(5)水分摄入量要充足:24小时内应有3 000~4 000毫升液体,主要是水。

4. 新生儿保健 糖尿病产妇的新生儿较为脆弱,不论其体重多少,均应视为早产儿来对待,注意保暖。

(1)防止新生儿低血糖:产后应提早喂母乳,开始 12 小时内应每 2 小时喂哺 1 次,以后 3~4 小时 1 次。要加强新生儿血糖监测,由医护人员掌握与实施。如出现面色苍白,出冷汗,心率加快,四肢瘫痪等,则已是明显的低血糖症状。

(2)防止低血钙:新生儿在出生 48 小时内易发生低血钙,表现为不安、激惹、惊厥等,甚至发生呼吸暂停与紫绀。如观察到新生宝宝有异常表现,应与医护人员联系,测定血钙水平,及时采取措施。

(3)密切观察呼吸:新生儿在 72 小时内,尤其最初的 6~12 小时可能出现呼吸困难、紫绀,要注意观察并及时向医护人员反映。

(4)防止高胆红素血症:宝宝出生后 1 周内易出现高胆红素血症(血清胆红素浓度,足月儿≥205 毫摩/升或≥12 毫克/分升;早产儿≥342 毫摩/升或≥15 毫克/分升)。如浓度≥342 毫摩/升或≥20 毫克/分升,可引起严重的脑细胞损害。提早哺乳,及时纠正低血糖与酸中毒可减少其发生。注意宝宝皮肤与眼球巩膜颜色,如发黄应及时向医护人员反映。

(三)肺结核产妇月子期保健

近年来结核病的发生率有所上升,由变异的结核杆菌感染而且对同期的抗结核药物耐药。产科中妊娠合并肺结核病也较过去多见了。由于药物的进步,许多人已经认为妊娠合并肺结核不再是严重威胁母婴健康的问题了。长期以来,对这一问题的看法并不一致。但从现代肺结核化疗方法开展以来,医学界比较一致认为,影响孕妇结核病发展的关键是早期诊断与合理治疗,病灶范围与性质,尤其结核杆菌对药物的敏感性是影响疗效的重要因素。

妊娠期肺结核病经合理选用化疗方案,治愈率可达 95% 以上。合理的应用包括:早期用药、联合用药、规则全程治疗的原则。妊娠期肺结核病者应坚持按医嘱定期服药与检查,避免因顾虑药物对胎儿的影响而减少剂量或不规则服药,甚至过早停药。剂量不足易诱发耐药菌生长。联合用药即应用两种以上抗结核药物,可提高疗效并防止耐药菌繁殖。坚持按计划规则治疗是保证治疗成功的关键。常用抗结核药物,如异烟肼、乙胺丁醇均未见致畸现象;利福平不宜在初孕的 3 个月内应用。妊娠期肺结核病的产科分娩处理与非结核产妇一样,根据产科情况处理。妊娠期肺结核病者产后保健要点如下:

1.不中断治疗 怀孕期间已接受抗结核治疗者,产后应继续按原治疗方案进行,不能中断,以免使病情可能恶化。

2.哺乳可以尽早正常进行 哺乳不会使结核病病情恶化,哺乳期服用抗结核药物在乳汁排出的量很少,乳汁中的浓度为血中浓度的 20% 以下,对婴儿无不良影响,哺乳儿可以补充维生素 B_6。

3.病情稳定者不强调母婴隔离 妊娠肺结核病如为活动性,但已完成有效抗结核治疗且病情已稳定者,产后不必强调母婴隔离。这种情况也不影响母乳喂养。但婴儿应接种卡介苗预防,产妇应定期随访。

4.活动性肺结核应予隔离 患有活动性肺结核的孕妇,待分娩时尚未完成有效的抗结核治疗疗程,仍有活动性病变存在,其产后应予隔离一段时间,必须等到痰中结核菌转阴后方可取消隔离。宝宝应在产后 4～6 周时做结核菌素试验,若为阴性应接种卡介苗;若为阳性,医生将考虑用异烟肼预防治疗。

5.预防产后感染 预防产后感染应保持会阴部清洁卫生。如有不明原因的体温升高,应请医生查明是否为产后感染或是结核恶化扩散所致,并予以治疗。

6.加强营养 改善营养状况,这是治疗肺结核病的必要的基本条件。给予充分的蛋白质与维生素。

7. 保证足够的休息、睡眠　要创造良好的产后休养环境,避免噪声,室内温度适宜,空气流通,阳光充足,还要劳逸有度。

(四)艾滋病产妇月子期保健

从 20 世纪 80 年代初发现艾滋病以来,本病已在全世界广泛流行,引起各国高度重视。据有关专家估计,我国实际感染人数已达 80 多万,我国政府与卫生部门,对此极为重视。

艾滋病(AIDS)是由人类免疫缺陷病毒(HIV)引起的性传播疾病。此病毒进入人体后感染淋巴细胞,摧毁人体免疫系统,使人体失去对外界各种感染的防卫能力,从而伴发各类感染和恶性肿瘤。

最初感染病毒后,可能有类似普通感冒症状出现,2～6 个月其病毒抗体检测可呈阳性,通常无症状,此期可长达 15 年,多数为数月至数年。由于淋巴细胞不断被攻击,细胞免疫功能日趋降低,终因伴发感染或恶性肿瘤而死亡。

HIV 主要存在于感染者的血液、体液、精液、阴道分泌物及乳汁中。此病毒主要经血液、性接触、母体—胎婴儿途径传播。

儿童感染艾滋病病毒 90% 以上由母婴传播而来,10% 来自血液制品和医源性感染。因此,控制育龄妇女的艾滋病病毒携带者或患者的母婴传播,在阻断艾滋病的蔓延上无疑是十分重要的。

艾滋病病毒的母婴传播可在产前经宫内感染;产时经产道娩出时感染;产后经哺乳感染。因此要阻断母婴传播需要全面设防、层层把关,才能达到将传播率控制到目前 2%～6% 的国际先进水平。

真正具有传播危害性的是无症状的 HIV 感染者。大部分 HIV 阳性妇女在孕产之前及产后并不知道自己感染 HIV,因而未采取任何阻断母婴传播的措施。现在我国政府已为孕妇提供免费的 HIV 筛查,为阻断母婴传播提供一个坚实的基础。

阻断艾滋病的母婴传播,保护产妇与婴儿健康,保健要点是联合采取以下措施:

1. 产妇保健

(1)加强产前艾滋病知识咨询与 HIV 筛查,找出 HIV 阳性孕妇,为防治艾滋病找出对策与目标。

(2)采用药物阻断 HIV 的产前宫内感染。孕妇 HIV 病毒载量高是宫内传播和分娩时传播的重要危险因素。现在有两种药物,即齐多夫定(AZT)与奈韦拉平(NVP)已用于阻断艾滋病毒的围产期传播。医生将根据 HIV 病毒载量来决定采用哪一药物及疗程的长短。目前,尚未发现抗艾滋病病毒的药物对胎儿有何明显不良反应,但为慎重起见,治疗应延至怀孕 6 个月时开始。我国已为艾滋病患者及 HIV 阳性者提供免费治疗,为阻断艾滋病的传播及治疗艾滋病患者提供了保证。

(3)严格消毒产妇用过的生活物品,对产后会阴巾、垫等有血的废弃物尤应注意。排泄物与分泌物要严格消毒处理。HIV 对热敏感,56℃×3 分钟使之灭活,50％酒精、5％甲醛、0.2％次氯酸钠、1％漂白粉等,均可使之灭活,HIV 对紫外线不敏感。

(4)注意产后计划生育,HIV 感染产妇应避免再妊娠。恢复性生活应严格坚持用避孕套,以免感染包括艾滋病在内的各种性传播疾病。

(5)注意腹部切口的保护与会阴的清洁护理,加强大小便后的清洁消毒工作,防止发生产后感染。

(6)家庭对产妇的精神、心理的支持十分重要,能使产妇正确对待产后所发生的一切,树立正确的态度与决心,与 HIV 作斗争。

(7)产后宜静养,不要与过多的人接触,避免与上呼吸道感染的人接触。因产后免疫力下降,容易感染各种病毒、细菌,引起疾病,使问题更加复杂。

2. 新生儿保健

(1)分娩应采用剖宫产术：这样可最大限度地减少胎儿通过产道过程中的损伤及密切接触血液、羊水、阴道分泌物而获得感染。这是预防产时母婴传播的主要措施，可使产时传播率减少50%。

(2)新生儿处理：新生儿娩出后应尽快扎断脐带并即刻清洗新生儿口腔、眼及皮肤的污染物，以减少新生儿在母亲的病毒阳性的血中的暴露。

(3)避免母乳喂养：人类免疫缺陷病毒阳性的产妇应避免母乳喂养。含有病毒的母乳、母亲唾液、母亲血液均可感染新生儿，故产后应将产妇与新生儿实行隔离。据研究，母乳喂养对婴儿的感染率达到16%。

(4)检查确诊新生儿是否被感染：新生儿应遵医嘱按时做相应的检测，以确定是否有宫内感染，或有无产时感染，并按医嘱给予药物治疗或预防。

(5)加强对新生儿的观察：经母婴垂直感染HIV的新生儿，除少数出生时即有畸形综合征，如小头症、眼裂小、斜视、青色巩膜、鼻梁短小扁平等之外，大多为外观正常的低体重儿，但生长缓慢，长期发热、慢性腹泻等，应常与医生取得联系及接受指导。

十一、产后性生活及避孕

由于在妊娠的最后2个月就已禁止了性生活,因此许多夫妇想知道产后何时能恢复正常的性生活。在我国民间对月子期间的房事有许多告诫和禁忌,其用意在于避免发生诸如感染、出血等不良后果。大多数夫妇在产后都能控制自己的欲望、冲动与行为,这样既有益于产妇的生殖健康,亦有利于新生的宝宝茁壮成长。

(一)产后何时恢复排卵与月经来潮

孕妇内分泌的一系列变化,使卵巢的排卵功能抑制而不排卵。产妇从胎儿、胎盘娩出之后开始,子宫逐步复旧,身体各系统、器官亦逐渐恢复到怀孕前状态。

产后排卵与月经不同于平时,首先是哺乳期对排卵有很大的影响。哺乳活动及脑垂体分泌催乳素可抑制排卵。据研究证实,产妇每次哺乳时间达15分钟,每天哺乳7次,则将抑制排卵。反之,产后未哺乳者恢复排卵的时间就较早,平均在产后10周左右,70%在第12周前恢复。

除了哺乳这一最大影响因素之外,产妇有无其他并发症,服用药物情况,休息与精神、心理状况,劳累程度,平素健康状况均有很大影响。例如,并发产后大出血、感染、高血压、抑郁症等都可使排卵与月经不同程度的推迟。过于劳累或心理负担过重,精神刺激,均不利于排卵与月经恢复。反之,起居有常,劳逸适度,营养良好,心情舒畅,没有恶性的精神、心理刺激,无疑十分有利于排卵与月经的恢复。

产后哺乳妇女由于每天哺乳次数不一,哺乳时间长短不同,因而排卵与月经恢复正常的时间就不一致。概括起来可归纳为以下两点:

1. 哺乳妇女的排卵与月经恢复时间 产后排卵与月经的恢复,哺乳产妇迟于不哺乳产妇,且难以预测何时恢复正常。多数在产后 4～6 个月时恢复首次月经,但其后的月经周期不一定非常规律,少数可迟至产后 10～12 个月才恢复。恢复排卵时间,经对大多数的观察在产后 42 天以后,也有学者报道在产后 30 多天观察到恢复排卵的。

2. 排卵和月经不一定同期恢复 有月经时不一定有排卵,有排卵者也不一定有月经。这两种现象在产后哺乳妇女都是可能遇到的,也是产后计划生育应当注意的。

根据以上观察到的事实,产后不论何时进行性生活,均应注意避孕,不可存在侥幸心理。临床上常可见到产后数个月内就又怀孕的实例,甚至有剖宫产术后的未哺乳或哺乳妇女也怀了孕。这种意外的妊娠,处理起来非常棘手。任凭再次妊娠发展下去,产妇既要照顾刚出生不久的宝宝,还要负担妊娠的重担,身心的负担太重,对两个脆弱的新生命的成长与发育都十分不利,而且过密的妊娠在分娩时,胎盘并发症远多于上次妊娠分娩。若为剖宫产术后不久的再次妊娠,则剖宫产术的切口在妊娠晚期可能裂开,危险性极大。如果终止再次妊娠,哺乳期子宫壁往往薄而脆弱,流产过程的手术操作可能造成损伤,安全性大不如平常流产术。

总之,产后不久即再次怀孕,不论上次妊娠分娩是阴道顺产还是剖宫产,不论对再次妊娠是任凭其自然发展下去还是采取措施终止妊娠,都将带来很大的风险,是今后母婴健康的危险因素。因此,产后不注意避孕,实在是十分不明智的行为,应避免。

（二）产后性生活开始时间

对于经阴道顺产，无并发症，会阴没有较大且深的伤口的产妇，产后最初14天内，宫口未关闭，还有较多量的恶露排出，这段时间内应该禁止性生活。因为此时的性生活引起感染发生炎症的可能性极大，严重者可能有致命的危险。我国医学专家历来多主张应在产后42天以后，经过产科检查恢复正常者再开始性生活，并应严格做好避孕措施，这是医生们一致的劝告。

如为剖宫产术分娩者、阴道难产手术助产者、行会阴切开缝合术或会阴严重裂伤缝合者，或有内外科并发症，或身体衰弱，如产后大出血、心脏病、严重贫血、肝肾功能不良等，均应根据具体情况推迟开始性生活时间。剖宫产后及阴道侧切缝合后性生活开始时间以术后2～3个月，由医生检查，视伤口愈合情况，有无并发症，身体恢复如何而定。

不论产后何时开始恢复性生活，均要注意如下几点：

1. 采取避孕措施 不可心存侥幸，误认为恢复排卵为时尚早，以致造成意外怀孕。

2. 性生活不可粗暴 产后性生活夫妻双方不可粗暴，不宜中途突然改变体位，以免造成阴道损伤。由于产后哺乳期间，受激素影响，阴道壁组织较脆弱，弹性与对应力的耐受性远不及怀孕之前。此时如果动作粗暴，或体位不恰当，就可能造成阴道后穹窿裂伤，出血很多，有的入院时呈休克状态，常需紧急缝合才能止血。所以性生活过程中，如女方感到疼痛或出血应立即停止。若仍出血不止，应及早就医诊治，不要因为怕羞，难为情而贻误病情。

3. 夫妻双方都要注意阴部卫生 每天清洗阴部，避免发生炎症感染。由于产后恶露干净时间不一致，可能有反复；月经也可能不规则；阴道或剖宫产的切口可能愈合不够完善；阴道伤口缝合处可能有肉芽组织增生，所以要经常观察阴道内有无出血及异常分泌物。如有类似情况，就要停止性生活，就医诊治，以免发生感染，加重损害。

（三）产后性欲变化

要想使夫妻双方在产后性生活上协调一致，取得和谐，增进幸福，必须了解女性产后性欲变化的一般情况与规律。性是夫妻在宝宝出生以后快乐的源泉，但亦可能是双方矛盾、苦恼、冲突、痛苦的开端，故不可不知，不能忽视。夫妻双方应该互相交流，加以学习，提高认识，才能达到协调与和谐的目的。

女性的性欲与性高潮出现的程度、频率与形式是多样的，常难以如愿以偿。这主要是在性激素作用的基础上，受精神、心理、环境、身体状况等因素的影响。一般产后性欲均不如产前高，可能与以下因素有关：

1. 产后性激素水平较低 由于卵巢功能尚未恢复正常致性激素水平较低，阴道黏膜干燥萎缩，故性生活时有不适感觉。再加上阴道产者有一定程度的创伤，伤口愈合需一定时间，产妇往往会担心伤口的疼痛或裂开。有人调查过 100 多例初产妇，在产后 3 个月时约 40％性交时感到疼痛。产后内分泌及阴道局部条件的这些变化，是产妇性欲有所降低的生理原因。

2. 产妇的精神与心理时常集中到新生的宝宝身上 这个新生命如此可爱而又十分脆弱，他不能直接表达自己的喜恶，一切全靠母亲去观察与琢磨。产妇会全神贯注观察宝宝的一切，惟恐遗漏什么重要的信号。第一次作母亲要学习的东西实在太多，如何照顾、护理、观察一个新生婴儿确实是一门大学问、大技术，怎么学习也总觉得不够。此时，工作劳动之后回家的丈夫，固然也感到新生命的到来带给家庭的欢乐，有的不免感到妻子有意无意地忽略了丈夫,产生了被冷淡的感觉。丈夫此时会感到妻子的性欲在产后大不如以前了,这时身为丈夫应该体会到妻子的用心与辛劳是对这个家庭的爱与贡献。需知人之初的新生宝宝是人一生中生命最为脆弱的阶段,如冷暖照顾不周,饥饱观察不及时,卫生护理欠妥,均可能酿成大问题,严重者甚至可致残疾或危及生命。作为母亲无论怎样细心照顾新生宝宝的生命与健康,均不为过。性的欲望与兴奋中枢主要在大脑中,妻子在全神贯注到新生儿身上时,性的欲望与要求自然会受到影响,有所降低,这是很自然的情况。夫妇双方对此都应有所认识与谅解,互相关心、体贴与支持,问题就会得到很好的协调与解决。

3. 有过产后抑郁症　如果产妇有某种程度的抑郁甚至抑郁症,性的欲望更低,恢复更慢,丈夫对此更应耐心与谅解,更多地关怀与支持,促使早日康复。

4. 有产后并发症　对于有并发症的产妇则应等待病情得到控制与治疗,病体康复,性的欲望才会恢复,要耐心等待。

5. 精神上的不良刺激　新生儿若有某种意料之外的缺陷,疾病或不良结局者,对于产妇的精神与心理的打击之大,非常人所能想像。这种情况对性欲望的抑制作用是可想而知的。丈夫应该分担妻子的精神压力,减轻其自责、自怨、自悔的心理负担,平复妻子心灵上的创伤,其重要性自不待言。

(四)为啥有人会怀"暗胎"

为什么有人在产后还没有恢复正常的月经周期之前,在仍然是闭经的时候就怀孕了? 这种情况,民间通常称之为怀"暗胎"。其最主要原因是夫妻双方没有掌握产后排卵的特点,误认为只要还没有来月经,就不会排卵,就不会怀孕,因而不采取避孕措施,这就是造成怀"暗胎"的缘由。

1. 怀"暗胎"的危害 首先是不能及时得到诊断,因为没有想到怀孕的可能,即使出现很典型的妊娠反应,如恶心、呕吐,亦会被认为是"胃痛"而误服药物。时常到怀孕月份较大,甚至怀孕 4～5 个月时才发现。其次是毫无思想准备和计划安排。怀孕月份既大,又误服许多药物,进退两难,对生殖健康的危害很大,悔之晚矣,造成极为被动的局面。这类情况在临床实践中常可见到。

2. 导致怀"暗胎"的原因 要避免意料之外地怀上"暗胎"的关键是,认清产后长达 2～18 个月之内排卵的特点:①产后最早可在 36～42 天开始恢复排卵。②排卵的恢复常常是以月经恢复正常为标志,但并非绝对,排卵可以不伴有月经出血;反之有月经出血也可是无排卵的。③哺乳可以推迟排卵的恢复,在一定程度上有抑制排卵的作用,但其影响大小因人而异,也与每天哺乳的次数多少,每次哺乳时间长短等因素有关。④在精神、心理、身体受到刺激时,由于应激,可能发生排卵,有意外受孕的可能。

3. 如何避免怀"暗胎" 防范的方法是,产后恢复性生活应严格采取避孕措施。夫妇双方不可心存侥幸,更不要误认为只要不来月经,只要在哺乳期就不会怀孕。正是这些时候可能怀上"暗胎"。

(五)产后如何有效避孕

产后如何有效避孕十分重要,如不注意则不利于保护产妇健康。产后不久又怀孕,此时产妇的身体健康状况仍未恢复到平时最佳水平,接踵而来的妊娠,不论是任其发展到分娩或是早期人工流产,对其身体都是沉重的损害,生殖系统会受到重创。其次,对刚出生不久的婴儿哺育也是十分不利的。要做到优生、优育,还要做到产妇自己亦优,能早日恢复健康,今后更好地参与到社会、工作、生活中去,产后有效的避孕是势在必行的大事,夫妇双方都要深刻认识这个道理。这是做好产后有效避孕的前提。

1.避孕原理

(1)阻止精子与卵子相遇

①利用隔膜屏蔽,如男用避孕套或女用的避孕套、子宫帽(阴道隔膜)。

②抑制或杀灭进入阴道的精子,如各种用于阴道内的避孕药膜、栓、药膏。

③控制性交时机,如各种安全期避孕法。

④其他如民间习用的体外排精法。

(2)改变宫膜环境:如放置宫内节育器。

(3)抑制排卵或抑制精子的产生:目前以抑制女性排卵的多种避孕药最为成功。

(4)永久性的绝育方法:有女性输卵管结扎术,男性输精管结扎术。

2.产后避孕措施选择

(1)甾体类避孕药:包括各种短效、长效口服避孕药物,不论片剂、针剂、紧急速效片剂、缓释系统皮下埋植管,均属之。此类药物的剂型很多,短效长效不一,可适合每个人不同的需求与应用的方式,在全世界应用广泛。此类药物如用药时间、次数均不漏不误,正确使用,其避孕成功率在 99.5%～99.9%,实属高效。

此类药大多数在产后哺乳期不宜使用。因可抑制乳汁分泌,不利于母乳喂养。有急慢性肝、肾疾病,心脏病,血栓病史者,高脂血症,高血压病(血压≥18.6/13.3 千帕),良、恶性肿瘤,糖尿病并发症,中枢神经系统病,如反复发作的头痛、偏头痛、癫痫、抑郁症,葡萄胎史者及年龄≥35 岁的吸烟妇女均属绝对禁忌,不应使用甾体类避孕药中的任何一种。

产后因某种原因不能哺乳者,在恢复月经周期之后,如无上述禁忌证,可酌情使用此类药物的某一种剂型。

(2)宫内节育器:宫内节育器的使用已近百年,其形状与材料不断改进,过去以不锈钢、塑料、硅橡胶一类材料制成的惰性节育器,因带器妊娠率高,我国已停止生产和使用。目前使用的为含有铜、孕激素、药物活性物质的活性宫内节育器。一次放置其使用期限在5~10年或更长,堪称方便。避孕成功率为98%~99.4%。活性物质有提高避孕效果或减少出血的作用。

产后不论是经阴道产或剖宫产,一般不同时放置宫内节育器,情况特殊确有需要者,宜由有经验医师在产后或剖宫产术同时放置宫内节育器。哺乳期间因子宫体积缩小不宜放置节育器,一般在产后4~6个月,月经恢复,宫腔在5.5~9厘米,可放置宫内节育器。

放置宫内节育器的禁忌证:生殖器官急性炎症,生殖器官肿瘤,子宫畸形,子宫脱垂,月经过多、过频,严重痛经,严重全身性疾病,如心脏病、重度贫血、血液病,各种疾病的急性期。

(3)外用避孕药物:主要以某种基质加上化学杀精剂,如苯醇醚等,制成药膜、片剂、栓剂或药膏,在性交前数分钟放入阴道内,溶解后即可发挥杀精作用,阻止精子进入宫颈。不同剂型的溶解发挥作用时间略有不同,使用前应注意其说明。目前常用的避孕药膜是以聚乙烯醇为水溶性成膜材料为基质,苯醇醚50毫克为主药制成,一张药膜的1/30的剂量就足以杀灭一次射精进入阴道的全部精子,但实际上应用的避孕率仅达94.7%。故哺乳期尤其剖宫产术后者,不宜用此类方法。

(4)外用避孕工具

①阴茎套:阴茎套按其直径大小分为,35毫米(大)、33毫米(中)、31毫米(小)、29毫米(特小)4种规格。以甲基硅油作隔离剂提高阴茎套的透明度和润滑性,套的前端预留的贮精囊容量1.8毫升。除对橡胶过敏者外,使用阴茎套无禁忌证。如坚持正确使用阴茎套,避孕效果可达95%。部分夫妇认为使用本法影响

双方或一方性感,难以坚持正确使用,使成功率降低。近20多年来,由于全球性传播疾病的流行,尤其是艾滋病为害猖獗,鉴于阴茎套有防止性传播疾病的作用,世界卫生组织在全球大力提倡,应用日益广泛。阴茎套还能延缓射精时间,对早泄有治疗作用。产后不论哺乳与否,使用阴茎套不失为避孕良策,夫妇双方都坚持正确使用是成功的要点。

②女用避孕套:女用避孕套的两端均有细的金属弹簧圈,一大一小,小端为盲端,事先将小的盲端置入阴道深部,盖住宫颈,大端开口即留置于阴道口外。使用本法的优缺点类似阴茎套。本法适合于产后应用,女方有一定主动权。

③阴道隔膜(子宫帽):阴道隔膜为圆形,弧形状,边缘为金属弹簧圈,直径55～80毫米不等,间隔为5毫米,共6种,常用规格为65、70、75毫米3种,由医务人员根据阴道情况选择大小合适的子宫帽,并指导掌握使用方法。性交前将子宫帽送入阴道顶端,盖住宫颈,事后8～12小时方可取出。如使用得当避孕效果可达80%～95%,与外用避孕药并用能提高成功率。阴道过于松弛及急性宫颈炎、宫颈重度糜烂者均不宜使用。子宫帽避孕方法较为隐蔽,女方有较大的避孕主动权。

④宫颈帽:宫颈帽为医用硅橡胶制成,形状适合宫颈外形,其周边恰好紧贴于宫颈周围,并能维持足够的吸附力,套覆于宫颈上,从而阻断精子进入宫颈口。宫颈帽的规格按帽口内径分为21、23、25、27毫米4种。应由医护人员指导选择合适的型号及放置与取出方法,在性交前半小时置入,事后8～12小时取出,帽内外可加外用避孕药物以提高避孕效果。本法在经产妇使用,避孕效果为60%～74%,初产妇为80%～91%,故最好不用。

⑤自然避孕法:本法通过基础体温测定;宫颈黏液观察;排卵日期日历测算;症状与体温相结合等方法,单用或联合应用,以测定排卵时间,从而区分每次月经周期中容易受孕的时间与不容易

受孕时间,由夫妇双方决定是否禁欲或采取避孕措施。本法无副作用,但双方应有一定的生殖生理基础知识,能坚持耐心细致的观测,有恒心、有决心、有毅力、能协作。本法总的失败率在10%～30%,也有不少夫妇能达到91%～98%的成功率。

⑥体外排精避孕法(性交中断法):这是一种历史古老的民间习用避孕法,男性在性交将达高潮之前,及时将阴茎从阴道内抽出,将精液射于体外,但不可在阴道口附近,因为仍有受孕可能。本法要求男方有较强自制能力,稍有迟疑即遭失败。而女方完全陷于被动,双方均精神紧张,且性交突然中断常导致盆腔慢性充血。故从身心两方面看,不合乎生理需求,不宜长期使用。本法避孕成功率在81%～96%。

⑦会阴尿道压迫法:本法为男性在性交将达高潮射精之前,以一手的中指及环指紧压于阴囊中线之后的会阴部,向耻骨弓方向紧压,使该段尿道闭合,精液不能由尿道射出而逆流进入膀胱内,达到避孕目的。性交以后排尿时,精液将随尿液排出。本法应当对男性性器官的解剖、生理知识有一定认识,有较强自制能力,经过适当练习方能掌握。本法虽简单易行,但如压迫的时间、方法不当可致失败,且射精前排出的前列腺液中亦可存在精子。

(5)永久绝育法:夫妇双方有永久绝育之需求者,如无禁忌证可行输卵管或输精管绝育术。禁忌证主要是:各种疾病的急性期,腹壁及盆腔炎症未愈,产后大出血,严重贫血,心力衰竭等。有严重神经官能症者易发生后遗症,不宜施术。男性输精管绝育术安全、易行、无痛苦,无需住院。但在我国接受此手术者不多,与传统认识偏见有关。女性输卵管绝育手术途径有经腹、经阴道、经腹腔镜等3种。绝育术方法有:结扎、切断、电凝、激光、环夹、药物堵塞。目前,因腹腔镜手术为微创性,术后数小时可下床活动,次日可出院,创口仅如匙孔大小,故手术的使用率日益提高,广受欢迎。

总之,只要夫妇双方认识到产后避孕的重要性,意外怀孕给产妇带来的危害和给宝宝所带来的负面影响；只要明道理，决心大，善坚持，会协作，方法当，产后避孕就一定能做好。

（六）剖宫产后近期怀孕有危险

剖宫产术后产妇的子宫伤口的修复有一个过程，如要怀第二胎的话，一般主张在 2 年以后，以免发生子宫破裂。因此，剖宫产后产妇一定要注意避孕，并采取有效的措施。

剖宫产术后产妇的避孕方法应因人而异，分类指导。产妇不授乳者，可用口服避孕药避孕，直到产后 6 个月，子宫壁上的瘢痕大部分软化，再放置宫内节育环或皮埋药避孕；产后授乳者，最佳避孕方法是使用避孕套，产后半年在排除早孕后，放置宫内节育环或皮埋药避孕。在放环后半年内，应定期做 B 超检查，每月 1 次，跟踪环的位置和注意是否掉环，以便达到最佳避孕效果。

金盾版图书，科学实用，
通俗易懂，物美价廉，欢迎选购

临床烧伤外科学	99.00元	急诊抢救手册(修订版·	
新编诊疗常规(修订版·		精装)	27.00元
精装)	88.00元	内科急诊救治速查手册	7.00元
乡村医生手册(修订版·		消化系统疾病诊断及	
精装)	48.00元	治疗(精装)	39.00元
乡村医生手册(修订版·		新编妇产科临床手册(精装)	32.00元
平装)	41.00元	临床药物手册(修订版·	
新编心血管内科诊疗		精装)	58.00元
手册(精装)	36.00元	新编常用药物手册	
性病防治图解手册	13.50元	(第三版·平装)	32.00元
新编常用药物手册		新编简明药物手册	21.00元
(第三版·精装)	37.00元	常用进口药物手册	21.00元
中华名医方剂大全(精装)	59.50元	药物治疗处方手册(精装)	35.00元
临床实用中药辞典(精装)	88.00元	护士手册(精装)	28.00元
新编实习医师手册(精装)	59.00元	常见病前兆早知道	32.50元
新编心血管疾病鉴别		癌的早期信号防治与逆转	11.00元
诊断学(精装)	79.00元	疲劳综合征预防50招	8.00元
乡村医生急症救治手		内科常见病食物药物	
册(精装)	38.00元	相宜相克	13.00元
常见眼病诊断图谱(精装)	58.00元	冠心病高血压脑血管	
临床皮肤病性病彩色		病科学用药问答	13.00元
图谱(精装)	130.00元	肝炎的诊断及防治	17.00元

以上图书由全国各地新华书店经销。凡向本社邮购图书或音像制品，可通过邮局汇款，在汇单"附言"栏填写所购书目，邮购图书均可享受9折优惠。购书30元(按打折后实款计算)以上的免收邮挂费，购书不足30元的按邮局资费标准收取3元挂号费，邮寄费由我社承担。邮购地址：北京市丰台区晓月中路29号，邮政编码：100072，联系人：金友，电话：(010)83210681、83210682、83219215、83219217(传真)。